DE

L'INFLAMMATION

IRRITATION ET IRRITABILITÉ

PAR

RUDOLPH VIRCHOW

professeur d'anatomie pathologique à l'université de Berlin

TRADUIT DE L'ALLEMAND

PAR M. FÉLIX PETARD.

PARIS

GERMER-BAILLIÈRE, LIBRAIRE-ÉDITEUR

17, RUE DE L'ÉCOLE DE MÉDECINE.

—

1859

Paris. — Imp. Bailly, Divry et Cᵉ.

DE L'INFLAMMATION.

Td $\frac{66}{25}$

DE

L'INFLAMMATION

IRRITATION ET IRRITABILITÉ

PAR

RUDOLPH VIRCHOW

professeur d'anatomie pathologique à l'université de Berlin

TRADUIT DE L'ALLEMAND

PAR M. FÉLIX PETARD.

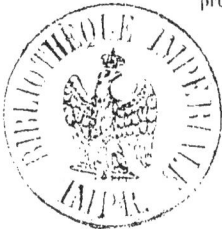

PARIS

GERMER-BAILLIÈRE, LIBRAIRE-EDITEUR

17, RUE DE L'ÉCOLE DE MÉDECINE.

1859

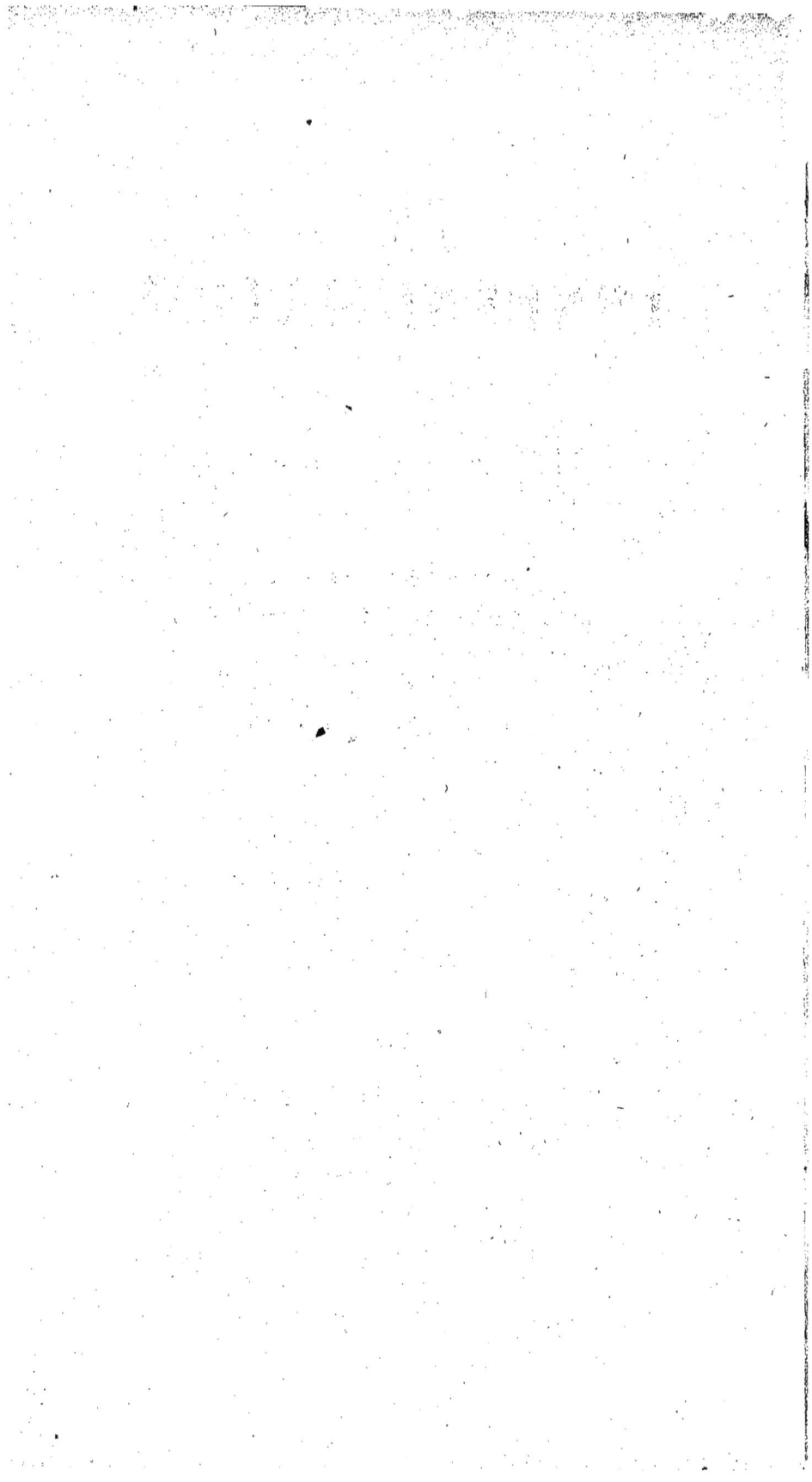

IRRITATION ET IRRITABILITÉ.

L'idée d'irritation (*irritatio*) conduit nécessairement à celle d'irritabilité (*irritabilitas*). Les parties irritables seules sont susceptibles d'irritation, et par suite la définition de cette dernière doit être déterminée par les idées qu'on se fait des propriétés et de la nature de l'irritabilité. Et dans le fait, l'histoire de la médecine nous apprend que les doctrines sur l'irritation se sont rattachées de tout temps et de la façon la plus intime aux idées régnantes sur l'irritabilité des parties, et qu'elles se sont toujours établies, non-seulement empiriquement, mais aussi spéculativement, comme un dérivé direct de cette dernière. Au contraire, les expériences positives faites sur l'irritation n'ont exercé qu'une influence extrêmement faible sur la formation de la doctrine de l'irritabilité. Mes propres recherches m'ont fait suivre une voie contraire, et les nombreuses erreurs que je suis arrivé à relever, dans mes recherches, chez les partisans de l'autre façon de procéder, peuvent expliquer pourquoi j'aborde de nouveau et à fond cette importante question.

Les vues modernes sur l'irritabilité reposent essentiellement sur la célèbre doctrine de l'irritabilité de Haller. Examinons donc avant tout ce que Haller appelait *irritable*. Le père de la physiologie s'exprime là-dessus avec sa clarté et sa simplicité bien connues, dans son premier discours : *De partibus corporis humani sentientibus et irritabilibus* (1): *Irritabilem partem corporis humani dico, quæ ab externo aliquo contactu brevior fit. Sentientem partem corporis humani appello, cujus contactus animæ repræsentatur, et in animalibus brutis, de quorum anima non perinde liquet, eas partes sentientes dico, quibus irritatis*

(1) Opera minora. Laus. 1762. t. l. p. 407.

1

animal manifesta doloris et incommodi signa ostendit ; insensi-
bilem contra partem, quæ usta, scissa, puncta, ad destructio-
nem usque cæsa, nullum doloris signum, convulsionem nullam,
nullam in totius corporis situ mutationem excitat. Notum enim
est, dolens animal subripere partem, quæ patitur, causæ dolo-
rem inferenti, crus læsum retrahere, cutem punctam excutere,
et alia signa edere, unde dolere percipias. Il est évident, d'a-
près cela, que Haller confondait de la façon la plus entière et
la plus complète l'irritabilité avec la contractilité, et qu'il la
séparait complétement de la sensibilité ; mais non pas toutefois
dans le sens qu'on a admis dans ces derniers temps, et d'après
lequel il aurait considéré l'irritabilité comme quelque chose de
différent de la sensibilité sous le rapport des conditions d'espace, d'après le siége ou l'organe.

Employer une telle expression, c'était se mettre en contradic-
tion avec le langage usuel et aller contre l'expérience de chaque
jour, alors même que cet emploi n'eût pas dû avoir pour conséquence la confusion la plus grande. On oublia très-vite que
irritabilité, dans Haller, n'était qu'une expression mal choisie
pour exprimer la contractilité, et faisant des concessions aux
besoins du langage, on commença à réunir de plus en plus la
sensibilité à l'irritabilité. Il ne fallut même pas longtemps pour
que l'idée d'irritabilité se liât si bien à celle des parties sensibles, que les nerfs prirent rapidement la place des muscles, et
que l'irritabilité, adjugée en toute propriété aux premiers,
fût complétement refusée aux derniers. On croyait renverser
l'irritabilité d'Haller, et on ne faisait que remplacer un mot
mal choisi par un meilleur qu'on employait pour désigner
l'objet auquel il s'appliquait le mieux.

En pathologie, l'opposition se manifesta de la façon la plus
absolue dans le système de John Brown. C'est là que, pour
la première fois, l'irritabilité fut posée comme une propriété générale des corps vivants, comme la faculté d'être excité, par les
stimulus, à produire certaines manifestations vitales. La vérité
de cette conception fut si généralement et si profondément
sentie, que non-seulement le système pathologo-thérapeuti-
que élevé sur ce fondement se répandit dans le monde avec
une rapidité remarquable, mais qu'encore les physiologistes
l'admirent comme une des bases les plus importantes des

vues générales sur la biologie. Mais Brown lui-même n'avait pas une connaissance assez approfondie des principes scientifiques pour déterminer avec exactitude la nature de l'irritabilité ; peut-être faut-il admettre aussi que les expériences connues de son temps n'étaient pas suffisantes pour rendre possible l'établissement d'une définition plus exacte. Aussi se vit-il obligé de considérer chez l'homme l'appareil nerveux comme le siége propre de l'irritabilité, et son système eut le sort de tous les systèmes névro-pathologiques : il fut vite oublié, et bientôt tourné en ridicule.

Ce fut encore bien plus le cas d'un de ses successeurs les plus proches, Broussais, dont la pathologie tout entière repose essentiellement sur la doctrine de l'irritation. En tête de sa physiologie, il établit cette loi : *La vie de l'animal ne s'entretient que par les stimulants extérieurs* (Brown), *et tout ce qui augmente les phénomènes vitaux est stimulant* (1). Mais, quand il entre dans le détail, il ne dépasse pas Haller, car il dit dans sa sixième thèse, seulement en termes mieux appropriés : *Sensibilité et contractilité sont les témoignages ou les preuves de l'état de vie ;* étant alors conséquent avec lui-même, il continue dans la septième thèse : *Certains corps de la nature, outre le calorique, augmentent la sensibilité et la contractilité dans les parties de l'organisme avec lesquelles ils sont mis en contact. C'est la stimulation ou irritation ; ces corps sont donc des stimulants.* Dans toutes ces questions, il est sans originalité et en outre confus, car il admet complétement les vues de Montpellier et surtout la doctrine vitaliste de Barthez, auxquelles il ajoute ses sympathies ou ses explications obscures. Quant à la pathologie, à laquelle il a rendu un si grand service en développant le premier le principe anatomique dans toute sa force, il a pendant longtemps dirigé ses recherches dans une fausse voie, en rétablissant l'idée d'irritation pathologique et de congestion active. Il l'accueille avec faveur dans sa quatre-vingt-troisième thèse : *La congestion morbide active étant toujours compagne de la surexcitation ou surirritation, il suffit de nommer cette dernière pour être entendu en développant la marche des maladies ; on peut même, pour être plus bref, se contenter du mot* IRRITATION,

(1) Examen des doctrines médicales. Paris, 1821, t. I. p. 1.

pourvu que l'on y attache le même sens qu'à ces deux expres-
sions ; mais il faut sous-entendre l'épithète morbide. » En réalité, Broussais était donc revenu à l'ancienne loi : *Ubi stimulus,*
ibi affluxus. Et Andral, bien qu'il ait vivement combattu le
principe de la *médecine physiologique*, a cependant continué de
poursuivre les conséquences de ses doctrines, puisqu'il a con-
verti directement l'irritation en hyperémie (1).

En Allemagne on était, pendant ce temps, arrivé au même
résultat. Déjà l'archiatre Chr.-Ludw. Hoffmann (2), réfutant
Haller, avait montré que l'irritabilité de ce dernier était identique avec la mobilité, et était une expression mal choisie; mais
il continua à soutenir que l'irritation n'était rien autre chose
que l'action exercée sur une partie sensible. Toutefois il fit encore un autre pas en avant. Haller maintient contre Van Dœve-
ren et Verschuir, bien qu'en faisant de légères concessions, cette
loi que les vaisseaux manquent d'irritabilité (contractilité) (3).
Hoffmann, au contraire, montra que les petites artères et les
petites veines sont bien, il est vrai, surtout contractiles, mais
que la contraction des artères pourrait s'étendre assez loin pour
produire la résistance de la pulsation (4). Ainsi il arriva à cette
doctrine de l'inflammation, très-remarquable pour son époque,
que le stimulus devait causer une constriction plus grande des
veines, et une activité plus considérable des artères, d'où résultait directement une accumulation du sang dans les parties
enflammées.

Tous les efforts pour jeter de la lumière sur l'irritation et
sur l'inflammation se concentrèrent tellement sur le sang et les
vaisseaux, qu'Hartmann (5) put, non sans raison, classer les
théories de l'inflammation de la façon suivante : *Cum medico-*

(1) Grundriss des pathol. Anatomie. Deutsch. von F. W. Becker.
Leipz. 1829. Th. I. S. 5-21.

(2) Opuscula pathol. Lausann. 1768. p. 5.

(3) De Sensibilitate et Irritabilitate partium libellus. Dusseld.
1794. p. 110, 177.

(4) Son observation très-fine et extrêmement originale d'un sol-
dat anglais qui pouvait supporter la dégradante punition de la fla-
gellation, infligée avec une corde à vingt-cinq branches se trouve
p. 235 de son ouvrage.

(5) Institut. med. pract. P. II. sect. 1. Viennæ, p. 16.

rum longe plurimi in inflammatione nihil aliud nisi commercium
abnorme inter sanguinem et vasa systematis sanguiferi minora
vident, alii præcipuam hujus commercii culpam in sanguine, alii
in vasis continentibus, alii denique in utrisque simul quærunt.
On put alors appartenir au parti des humoristes ou de ceux
qui tenaient pour les nerfs ; mais on ne cessa jamais d'établir
des troubles de la circulation. Et même lorsque les meilleurs
observateurs anglais, tels que Goodsir, Bowmann et Redfern,
furent conduits, par l'étude des parties privées de vaisseaux, surtout des cartilages et de la cornée, à constater des altérations
de tissus qui, évidemment, n'avaient rien à faire avec les vaisseaux, mais appartenaient au contraire et sans aucun doute à
l'irritation, on crut alors devoir tirer de leurs observations,
de préférence à toute autre conclusion, celle-ci, que l'inflammation primitivement admise dans ces parties n'existait pas. Alors,
et pendant ce temps, l'importance que l'on attachait, depuis
Hewson et John Hunter, à la production de lymphe plastique,
atteignit à un tel degré d'importance dans la doctrine de l'exsudat de Rokytansky, qu'on crut qu'il n'était plus permis d'admettre une inflammation sans exsudation fibrineuse.

Mes recherches m'ont amené le premier à étudier certaines
inflammations, surtout celles des membranes vasculaires, des
reins et des muscles, dans lesquelles je ne trouvai ni fibrine,
ni en général aucun exsudat libre, et qui, à cause de cela, ne
laissaient pas que de m'occuper l'esprit ; elles m'ont amené à
distinguer depuis 1847, sous le nom d'*inflammation parenchy-*
mateuse (1), une forme spéciale d'inflammation, qui n'était pas
suffisamment connue jusqu'alors. Je démontrai que l'irritation
inflammatoire se manifeste avant tout par la réception d'une
plus grande quantité des substances contenues dans le parenchyme particulier de l'organe, ou, pour parler avec plus de
précision, dans l'intérieur des cellules et de leurs dérivés ; que
de cette façon les éléments du tissu s'accroissaient, végétaient
pour ainsi dire, et qu'alors il se produisait des altérations plus
avancées des éléments, et en même temps la terminaison de
cet état.

Il me sembla d'abord que ces faits n'étaient que l'exception,

(1) Archiv. IV, S. 261.

et que l'inflammation, en règle générale, était caractérisée par l'épanchement de lymphe plastique. Mais lorsque je découvris que les tissus formés par la substance conjonctive (cartilages, os, tissus fibreux et muqueux), renfermaient aussi à l'état de développement des éléments celluleux de forme persistante, alors mes idées se modifièrent. Auparavant déjà, à propos de deux produits pathologiques, le tubercule et les plaques de Peyer ulcérées, que l'on avait jusqu'alors considérés comme des exsudats spécifiques, j'avais démontré qu'ils résultaient de développements cellulaires qui dérivaient des tissus préexistants et débutaient par l'accroissement (hypertrophie) des cellules, et par l'augmentation souvent colossale des noyaux de ces dernières (1). Quand j'eus démontré la véritable structure de la substance conjonctive (2), il résulta de ma démonstration cette conséquence immédiate, que les cellules de cette substance étaient susceptibles de présenter toutes les propriétés de l'inflammation parenchymateuse; qu'elles augmentaient de volume et perdaient leur transparence; qu'elles-mêmes et leurs noyaux pouvaient se diviser, et qu'elles amenaient ainsi une série nombreuse de modifications ultérieures. Dès l'année suivante, je pus décrire l'inflammation parenchymateuse de la cornée, des cartilages et des os, du tissu fibreux du foie et des reins, des muscles, etc. (3), et dans un article important sur l'unité de la nutrition et la multiplicité des formes de la maladie (4), établir les bases d'une nouvelle théorie de l'irritabilité. On trouvera de plus grands détails sur cette question dans quelques articles postérieurs disséminés dans ces archives (5).

Si je reviens aujourd'hui sur cette question, ce n'est pas qu'il soit nécessaire de produire de nouveaux faits pour établir la fidélité de mes descriptions. Tous les observateurs qui, postérieurement, se sont occupés de l'étude détaillée d'un état inflammatoire, sont parvenus aux mêmes résultats; mais il m'est déjà arrivé plusieurs fois de voir ces personnes me communiquer comme quelque chose de nouveau ce que j'avais déjà

(1) Würzb. Verhandl. 1850. Bd. I. S. 81.
(2) Ebendas. 1851. Bd. II. S. 150, 314.
(3) Archiv. 1852. IV. S. 285.
(4) Ebendas. S. 375.
(5) Bd. VIII. S. 37, und Bd. IX. S. 51.

décrit plus de cinq ans auparavant. En effet, les observateurs les plus jeunes ne connaissent quelquefois que les publications de l'année précédente. Toutefois, ces erreurs se rectifient avec le temps. Souvent, au contraire, il est impossible plus tard d'écarter les fausses interprétations qui se rapportent à l'explication des phénomènes; tout au moins s'épargne-t-on beaucoup de peine en faisant de bonne heure ressortir chaque chose dans toute son évidence, et puisque je ne me suis pas encore trouvé en position de traiter toutes ces questions avec toutes les preuves de détail qu'elles exigent, je ne veux plus maintenant me laisser faire ce reproche que je ne suis pas en état de rassembler les résultats de mes recherches et d'en faire un corps de doctrine.

L'irritabilité, envisagée au point de vue de la théorie cellulaire, est une propriété, et par conséquent un critérium de chaque cellule vivante et de chaque dérivé vivant des cellules, et non pas seulement de certaines parties privilégiées ou douées d'une organisation supérieure, comme par exemple les nerfs, les muscles ou l'œuf. Cette propriété se manifeste par ceci que l'élément vital (l'unité vitale), peut être déterminé par les influences qui lui viennent du debors, soit des autres éléments ou parties de ce même organisme, soit d'un corps qui lui est complétement étranger, à certaines *manifestations d'activité* (actions, réactions).

L'influence irritante (actio irritans), est donc, pour l'élément irrité, toujours extérieure, même quand elle lui est communiquée par les grandes voies de l'organisme, les nerfs, les vaisseaux, ou par les éléments de forme différente qui l'avoisinent. Le muscle, par exemple, reçoit sans aucun doute la majeure partie de ses excitations du nerf; mais le nerf sera toujours quelque chose d'extérieur pour le muscle, même s'il était établi que tous deux sont en connexion en quelque point. Beaucoup de cellules des glandes reçoivent leurs excitations du sang; et bien qu'elles admettent la substance irritante dans leur propre composition, cependant cette substance leur vient du dehors.

Toute influence irritante cause dans l'élément sur lequel elle s'exerce une modification mécanique ou chimique. La première peut de plus être de nature grossière (anatomique), ou délicate (moléculaire), selon les changements apportés à l'arrangement, quant aux conditions d'espace, des éléments histologiques ou des molécules physiques. Cette modification est de nature *purement passive* (pathischer), *perturbation* simple (læsio); elle représente dans un sens plus restreint le stimulus (irritamentum), qui cause les manifestations actives de l'élément, et de la sorte nous fait percevoir l'état d'*irritation* (irritatio). Ainsi la manifestation inflammatoire apparaît en même temps que l'action par laquelle l'élément réagit contre la cause irritante, en même temps que sa réaction contre l'action qui, du dehors, est venue l'influencer, en même temps que l'effort utile par lequel il tente d'écarter la perturbation. *La notion d'irritation renferme nécessairement en soi cette manifestation active de réaction*, et l'on n'est autorisé à dire que des parties sont irritables, ou, si l'on veut, excitables, qu'autant qu'on voit émaner de ces parties des phénomènes qui n'appartiennent pas simplement aux perturbations passives qui proviennent du dehors.

Cette façon d'envisager les choses paraît renfermer en soi beaucoup d'idées figurées et symboliques, et même, dira-t-on peut-être, mystiques. Chaque élément unique de l'organisme vivant se présente comme une personne distincte, douée de propriétés individuelles, et je ne puis nier que ma théorie ne réveille certains souvenirs du moyen âge. Cette cellule n'est-elle pas le microcosmos de Paracelse? Chaque élément n'est-il pas gouverné par l'archée du miraculeux Baptiste Van Helmont? N'y reconnaît-on pas en outre l'esprit vital ou l'âme de Georges Ernest Stahl?

J'ai dû en effet sourire, lorsqu'en feuilletant l'ancienne édition d'Helmont, je m'arrêtai au passage célèbre où il compare l'irritation que cause la pleurésie à une épine. Il dit dans sa dissertation sur le Furens pleura: *Sit spina parti alicui infixa: cui succedit in instanti dolor, a dolore mox pulsus, a pulsu cruoris affluxus : unde tumor, febris, apostema, etc. Spina ergo post se movet cætera. Metaphorica ergo spina pleuritidis, et, proprie loquendo, ipsa pleuritis est peregrina aciditas concepta in Archæo* (1). Cela n'est-il pas purement nevropathologique? et ne

___

(1) Opera omnia. Francof. 1682. c. xiii. p. 378.

dois-je pas convenir que l'épine d'Helmont s'accorde beaucoup plus avec les dogmes des contemporains, qu'avec ma doctrine cellulo-pathologique de l'action irritative des éléments vivants? Aussi la puissante assistance du seigneur de Mérode et de Royenborch peut-elle être avantageuse aux névropathologistes; pour nous, elle ne serait d'aucun profit, tout comme aussi son absence ne peut nous nuire en rien.

Car dans le fait mon ontologie est autre que celle de l'ancien vitalisme (1). Comme je divise la totalité du corps en régions de cellules, et que dans chaque région je trouve une cellule comme unité agissante, chaque cellule présente en réalité le phénomène de la vie proprement dite complet, tantôt dans toute sa simplicité, tantôt à un état avancé de développement; chacune d'elles est un petit corps (microsoma), un corps ayant des priviléges égaux, bien que toutes ne soient pas également douées. Mais elle n'est pas un microcosmos, car dans le monde des phénomènes tout entier, en dehors des corps vivants, il n'y a rien qui lui soit analogue. Elle n'a aucun spiritus rector, aucun archée, aucun esprit vital qui la gouverne, car elle existe tout entière par elle-même, et est dépendante, dans ses activités, de sa substance propre, et des influences excitantes qui lui sont apportées du dehors. Son activité est mécanique ou chimique, comme l'activité de tous les autres corps, desquels elle ne se distingue que par la coordination spéciale et en même temps constante de ses molécules.

Ce vitalisme est un vitalisme mécanique et qui a rompu avec tout spiritualisme; il n'apporte dans la démonstration, pour l'intelligence des phénomènes, aucun principe basé sur de fausses analogies avec la vie intellectuelle; il ne reconnaît en aucune façon la nécessité de l'esthétique qui est éminemment tirée d'une sphère toute différente, de celle de la pensée et de la sensation; il s'appuie sur l'expérience, et sa source propre est l'observation. La tradition historique lui offre peu de points d'appui directs, et cependant ses lois sont pour ainsi dire ébauchées depuis l'antiquité dans le langage de la médecine, dans les façons de parler usuelles. L'observation instinctive de l'homme saisit les traits les plus saillants de la vérité longtemps avant que la

(1) Archiv. IX. S. 9.

science intuitive ne puisse la démontrer dans ses détails les
plus déliés.

Peut-être me demandera-t-on pourquoi, dans une théorie mécanique de la vie, je conserve et soutiens le langage ontologique
et personnifiant des temps anciens? Pourquoi la direction que je
suis ne me conduit pas, simplement, dans le camp de l'atomisme?
N'est-ce pas seulement de notre part entêtement, caprice, re-
cherche de l'originalité de vouloir maintenir, pour nous désigner, des expressions, qui, en réalité, ne sont pas fondées? A
ces objections je puis répondre avec la conviction la plus complète qu'elles ne sont pas fondées. L'atomisme admet l'indivi-
dualité des cellules comme un mécanisme tout à fait spécial, qui porte en lui-même des conditions déterminées de
conservation et de reproduction, et auquel on ne les apporte
pas; il ne considère pas la production morphologique, le phénomène de la forme de la cellule comme fondamental, mais
comme fortuit ou secondaire. Il ne s'appuie pas généralement
sur le point de vue anatomique ou biologique (physiologique),
mais sur le point de vue physique. Il ne poursuit pas la vie
dans ses caractères généraux et communs, mais dans ses caractères individuels et dans ses diversités. Ce n'est pas la vie
dans son être et dans sa forme, mais seulement la vie dans son
accident qui est le but auquel visent ces recherches. Il n'y a
sans doute aucune opposition de principes entre notre vitalisme et l'atomisme moderne. Nous suivons exactement la
même route, aussi longtemps qu'il s'agit de faire des recherches; tout au plus la sphère de l'observation est-elle plus limitée pour l'atomisme. Mais une division profonde apparaît
entre nous aussitôt que l'atomisme se constitue *comme système*
et tire dès à présent des conclusions qu'une génération plus
reculée confirmera peut-être, mais auxquelles elle fera peut-
être aussi subir des remaniements fondamentaux. Le matéria-
lisme de notre temps a en soi quelque chose de prophétique
et qui tient de l'oracle; il marche à plus grands pas que l'expérience, et dans son zèle de prosélytisme il jette hors du tem-
ple ce qui pourrait très-bien subsister, même après la victoire
complète des atomistes.

Car pourquoi ne pourrait-on pas, même en se plaçant à leur
point de vue, reconnaître toute l'importance qui appartient à

la cellule ? Elle peut être quelque chose de spécial, de séparé, et il se peut que ce ne soit que dans la sphère de la vie que l'on observe cette liaison des atomes avec tout son caractère, sans qu'il cesse d'être permis de croire que cette cellule est complétement composée d'atomes. Les cellules peuvent présenter, dans leur structure intime et dans leur constitution, une coordination aussi insolite des atomes, si, en dernière analyse, il n'y a que des atomes qui composent les cellules et qui conservent leurs propriétés dans l'intérieur des cellules, de telle sorte qu'on puisse considérer les propriétés de la cellule elle-même comme la résultante des propriétés de ses atomes. Mais maintenant les cellules paraissent quelque chose de délicat et de dangereux aux atomistes parce qu'elles ne font que se reproduire, mais ne se laissent pas créer ; parce que leur premier développement est au-dessus de toute expérience et offre grandement prise à la théorie de la création.

Pour nous, ces considérations n'existent point. Dans un article sur l'empirisme et la philosophie transcendentale (1), je me suis déjà expliqué avec détail sur ce sujet. Les partisans de la philosophie transcendentale peuvent tirer leurs conclusions ; nous continuerons à nous en tenir à l'empirisme, et cet empirisme nous apprend que la cellule contient et renferme toute vie végétale et animale, et qu'elle possède, dans la plante comme dans l'animal, certaines propriétés constantes qui reposent sur une aggrégation mécanique invariable, et, autant qu'il nous est possible de nous en assurer, sur une composition chimique fixe. Il nous apprend enfin que les propriétés, tant de la vie végétale et animale que de la vie distincte de chacun des tissus, reposent sur la présence des substances qui sont reçues par la cellule simple, et qui sont accessoires pour leur formation en tant que cellules, mais déterminantes et caractéristiques pour la forme spéciale de leur activité. Ainsi, pour nous, la cellule est sans aucun doute la forme ontologique de la vie, et, pour ainsi dire, sa personnalité, aussi bien à l'état sain que dans l'état morbide, et si Paracelse, par une sorte de pressentiment, a dit que la maladie avait un corps, nous pouvons dire maintenant que ce corps est la cellule.

(1) Archiv. Bd. VII.

Il nous semble, de plus, que nous ne devons pas nous faire scrupule de parler d'une activité existant dans les cellules, quand elles ont à présent pour nous une nature aussi personnelle. Mais nous devons dire que cette activité ne dépend pas d'une force ou d'un esprit qui se trouve situé dans la substance qui compose la cellule ou derrière elle, mais de cette substance même. Mais dans la substance, nous devons toujours distinguer les mouvements communiqués qu'elle éprouve, *qu'elle souffre,* de *l'action moléculaire* qui lui est immanente et qui devient déterminante pour la force à l'aide de laquelle elle reçoit en elle les mouvements qui lui sont communiqués et les transmet à d'autres substances. Une telle action et manifestation paraît d'autant plus naturellement être une activité, que le corps agissant est composé de substances diverses, et que l'action résultant de la coopération des diverses parties constituantes doit être prise en considération. Les choses se passent dans l'activité de l'individu végétal ou animal pris dans son ensemble, de la même façon que dans l'activité de chacune de ses particules celluleuses. En effet, entre les deux, à égale distance, se trouve l'œuf qui est déjà individu et cependant est encore cellule, cellule à vrai dire arrivée à un degré de formation plus élevé, mais cellule encore dans le sens propre du mot.

L'individu, l'œuf, la cellule, sont affectés d'une certaine façon et agissent d'une autre. Tous les actes qu'ils effectuent ne sont pas l'activité dans son sens le plus restreint. L'action proprement dite ne commence que lorsqu'il nous est possible de reconnaître en elle une *manifestation de la vie,* lorsque cette manifestation a lieu d'une façon que nous n'avons pas constatée dans la matière inorganique. L'état vital doit être la condition de l'activité, en ce sens que cet arrangement particulier et ce mélange spécial des atomes, sans lesquels l'action désignée ne peut se produire, ne peut se rencontrer que sur le chemin de la vie, par la continuité des générations. On peut toujours, si l'on veut, considérer comme un des problèmes de la science cette question de produire des cellules artificielles; toujours est-il très-certain qu'on n'a jamais pu, jusqu'à présent, faire naître des cellules vivantes d'une substance non composée de cellules. L'activité vitale peut être considérée comme le résultat collectif de groupes d'atomes plus considérables et dissemblables entre eux. Tant qu'on ne pourra faire rentrer dans le domaine de l'expérience ce groupement des atomes, on doit se borner à le regarder comme quelque chose qui présente des différences typiques. Jusque-là, on sera complétement autorisé dans le langage, à transporter aux cellules, et avec toute la valeur qui leur appartient, les expressions qui sont employées pour désigner l'individu vivant. En effet, l'individu lui-même n'est qu'une somme, tantôt plus, tantôt moins considérable de cellules agrégées et associées; et en outre, une analyse plus délicate ramène son activité à celle de ses particules celluleuses. Si même nous poursuivons l'analyse plus loin, nous ne pouvons repousser cette conception personnifiante. Car, nous pouvons très-bien ne considérer les atomes que comme des parties de forme dissemblable, même si nous continuons, en faisant la distinction la plus grossière, à admettre des atomes pondérables et impondérables. Les cellules au contraire ont, sous tous les rapports, quelque chose de semblable dans la forme; elles peuvent du reste, tout en prenant les formes les plus différentes, dériver les unes des autres.

Les atomes aussi ont leur activité, mais ou cette activité est spontanée, et alors elle est en même temps persistante, agissant à chaque instant; ou bien elle est communiquée, et alors passive, dans notre sens. L'activité des cellules n'est jamais complétement spontanée; elle est toujours liée à une influence extérieure, elle est excitée par des effets passifs communiqués qui agissent sur la cellule. Ainsi la cellule, tant qu'elle vit et qu'elle est douée de la force de la vie, possède l'irritabilité ou excitabilité, propriété qui manque à l'atome. De cette façon, nous n'avons nullement à nous inquiéter ici si la base de l'activité des cellules est atomistique ou si elle ne l'est pas; en tous cas, nous rencontrons une forme toute spéciale d'états mécaniques, dont on doit de toute nécessité distinguer l'indépendance par des expressions distinctes.

J'ai démontré, il y a déjà longtemps, que *nous devons séparer les activités fonctionnelles et nutritives les unes des autres* (1), bien qu'elles se causent et se déterminent réciproquement. Mais je trouve que cette division même n'est pas suffisante et

(1) Archiv. VIII. S. 27, IX. S. 47.

qu'on a jeté de la confusion dans le classement des faits qui
constituent le domaine des états de nutrition, en tenant uniquement compte, comme on l'a fait presque généralement, des
activités formatives, tout au moins dans des corps dont le
développement est achevé. Le soin qu'on apporte dans la division de ces séries si nettes par elles-mêmes des actions vitales ne
peut être assez grand, les états physiologiques et pathologiques se présentant tout d'abord dans toute leur netteté. *La
fonction, la nutrition, la formation,* constituent par leur réunion le domaine complet de la vie, qui se développe tantôt plus
dans une direction et tantôt plus dans une autre, et qui, suivant les tissus, se manifeste tantôt plus sous une forme et tantôt
plus sous une autre.

Dans les vues physiologiques modernes, on rattache surtout
les activités du corps aux fonctions, et c'est en se conformant
à ces vues qu'on est arrivé à considérer aussi l'excitabilité ou
irritabilité comme un phénomène essentiellement fonctionnel.
Mais comme les phénomènes fonctionnels ne peuvent être ob-
servés sur aucun tissu avec autant de certitude et d'évidence
que sur le tissu nerveux, on conçoit facilement que la question
tout entière de l'irritabilité se trouvait en définitive liée au
système nerveux. Certains auteurs furent d'autant plus exclu-
sifs qu'ils ne s'apercevaient en aucune façon qu'ils s'écartaient
même peu à peu du sentier de la logique. On nia l'irritabilité
des muscles et des cellules des glandes, bien qu'on ne pût
mettre en doute que ceci : si la voie par laquelle arrive aux
muscles et aux glandes le stimulus qui les fait entrer en activité
est nécessairement la voie du nerf, ou s'il n'est pas possible
aussi qu'il existe en eux un stimulus direct. Au lieu de dire
ce que l'on croyait en réalité, que l'excitation des nerfs n'était
pour les muscles et les glandes qu'une des formes de l'excitation, on nia leur irritabilité en général, puisqu'on avança que
la contraction et la sécrétion étaient des fonctions des muscles
et des glandes, mais non des nerfs. Mais bientôt se répandit de
plus en plus une opinion que nous avons déjà professée il y a
longtemps (1), et qui établit qu'il est possible de produire par
une excitation directe une contraction musculaire, moins facile

(1) Archiv. VIII. S. 30.

à produire toutefois que par l'excitation des nerfs, qui sont sans aucun doute la voie la plus naturelle de l'excitation musculaire.

Nous avons dans l'excitabilité même des cellules à cils vibratiles isolées découvertes par moi (1), l'exemple le plus simple et le plus net de l'excitabilité fonctionnelle. Purkinje et Valentin ont essayé cinquante moyens d'excitation différents, et chacun de ces moyens à six états de concentration divers, et justement les deux substances, la potasse et la soude, qu'un heureux hasard m'a fait trouver comme stimulants de ces cellules, leur ont échappé. Cependant on ne connaît aucun autre moyen qui possède avec certitude la propriété de provoquer les cils fatigués à entrer de nouveau en activité. Dans ce cas, les nerfs exercent si peu d'influence que les cellules à cils vibratiles, quand on a détruit tous leurs liens organiques, présentent encore les mêmes propriétés que lorsqu'elles occupent le lieu où elles sont nées.

Partant de cette observation, Kölliker (2) montra que les animalcules spermatiques pouvaient aussi être excités par les alcalis caustiques; et son hypothèse, que la même chose devait avoir lieu pour les infusoires, a été dernièrement vérifiée par Schenk (3). Puisque maintenant la nature stimulante des alcalis par rapport aux préparations de nerfs et de muscles a été démontrée par Alexandre de Humboldt (4), et plus tard par Eckhard (5), puisque ces mêmes naturalistes ont trouvé que cette substance alcaline qui a échoué aussi sur les cellules vibratiles, l'ammoniaque, est sans action sur les nerfs, il a été permis d'établir l'existence d'une série de stimulants fonctionnels de même nature. Certaines expériences, et surtout des expériences thérapeutiques, paraissent également démontrer que les cellules des glandes sont sensibles à ces mêmes stimulants ainsi que Humboldt l'avait déjà démontré (6).

L'activité fonctionnelle se lie bien moins à la substance sim-

(1) Archiv. VI. S. 133.
(2) Zeitschrift f. wiss. Zoologie Bd. VII. S. 181, Würzb. Verhandl. Bd. VI. Sitz. — Ber. S. VIII.
(3) Archiv. XIII. S. 493.
(4) Versuche über die gereizte Muskel und Nervenfaser. 1797, Bd. I. S. 24. Bd. II. S. 360.
(5) Zeitschrift f. rat. Medicin. N. F. Bd. I. S. 305.
(6) Loc. cit. p. 378.

plement cellulaire, qu'à certains développements spécifiques, déterminés de cette substance (1). La substance électrique du nerf, la substance contractile du muscle, la substance respiratoire du globule sanguin, et la substance sécrétante des cellules des glandes sont des produits consécutifs de formation primitivement simple, produits dont le développement a fait perdre à ces formations leur caractère essentiellement cellulaire, ou les a complétement détruites. Le globule rouge du sang est, chez l'homme et chez les mammifères, une vésicule simple sans noyau ; les animalcules spermatiques deviennent libres par la destruction des cellules du testicule dans lesquelles ils se sont formés. La lactation détruit les cellules épithéliales des glandes mammaires, et l'excrétion de la graisse, les prolongements glanduleux de l'épiderme. Là l'action de la fonction est directement opposée à celle de la nutrition, dont le résultat doit être précisément la conservation de la partie. Mais même quand la fonction et la nutrition se maintiennent en équilibre et que la partie reste durable malgré ses fonctions, il existe encore une opposition déterminée, en ce sens que la nutrition se rapporte plus à la cellule considérée en elle-même (membrane et noyau), et que la fonction exerce une action plus spéciale sur les produits spécifiques du contenu de la cellule et du noyau, de la production interne ou externe. Car il peut même arriver qu'une partie perde ses particules fonctionnelles, et cependant persiste encore comme formation simple. L'atrophie des nerfs et des muscles, de la graisse et des os en sont des exemples suffisants pour convaincre. Dans ce cas nous avons *dégénérescence, atrophie fonctionnelle sans déperdition dans le nombre des éléments constitutifs du tissu.*

Les connexions entre la fonction et la nutrition sont loin d'être aussi grandes qu'on l'avance ordinairement. C'est précisément sur le point où l'opinion traditionnelle de l'échange de substances paraît surtout à l'abri de la critique, qu'il est le plus facile de l'attaquer. Pour la *restitution fonctionnelle,* telle qu'elle a lieu après la fatigue, on fait ordinairement cette hypothèse, qu'il se produit pendant le temps du repos une nutrition plus active qui élimine les particules modifiées par la

(1) Archiv. IX, S. 47.

fonction et les remplace par de nouvelles particules. Mais l'expérience a appris que cette restitution se produit aussi sans nutrition aucune, et même dans les parties qui sont séparées du corps. Un nerf, un muscle sont encore excitables quand ils ont été excisés et qu'ils sont libres de tout contact avec les liquides du corps. Bien plus encore, il n'est nullement besoin de repos pour surmonter les états de fatigue; il suffit seulement d'une excitation plus forte (*Gegenreiz*, Contrastimulatio) pour ramener la partie à l'état d'activité, et même à un état d'activité énergique et persistant. Les excitants peuvent produire le même résultat que le sommeil, et même dans certains cas le résultat qu'ils donnent est plus favorable. Comment peut se produire cette restitution qui est souvent extrêmement rapide, presque momentanée? Ce n'est certainement pas par l'échange de substances dans le sens ordinaire, et surtout chimique, du mot, mais plutôt par un échange plus fin, plus intime de substances, dans le sens mécanique. Les particules modifiées par la fonction et ayant perdu leur position relative reviennent dans leur position primitive, non pas sans avoir vraisemblablement, il faut le reconnaître, subi certaines modifications chimiques, mais cependant après en avoir subi de si peu importantes, que tout au moins l'échange de substances produit par la nutrition n'est pas une condition nécessaire de leur élimination. Ce n'est que quand la fonction est très-persistante, qu'elle est activement *épuisante*, qu'il est besoin d'une *restitution nutritive*.

D'après ces explications, on doit voir clairement à quel point et pourquoi je sépare la fonction en tant qu'état passager et produisant des modifications et, à son degré le plus élevé, des troubles, de la nutrition en tant qu'acte persistant et rétablissant les choses dans leur état primitif, surtout en tant qu'acte réparateur. Dans ce dernier cas aussi, il existe une action, une activité; mais leur objet et leur but sont autres que dans la fonction. L'action de cette dernière est essentiellement externe; son importance est capitale, non pas pour la partie fonctionnante, mais pour les parties qui lui sont associées. Le nerf ne fonctionne pas pour lui-même, il excite d'autres parties; le muscle se contracte pour rendre possibles des résultats déterminés situés en dehors de lui. Le globule du sang respire pour le corps; la cellule glanduleuse sécrète pour le

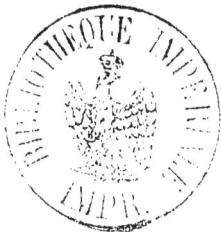

sang ou pour une autre partie qui, tout au moins, lui est
étrangère. Dans la nutrition, prise dans le sens restreint du
mot, les choses se passent tout autrement. Dans sa vraie signification, elle doit être restreinte à la partie même qu'elle nourrit; son action est entièrement et complétement interne. Le
nerf ne se nourrit pas pour le muscle, ni le muscle pour l'articulation, ni la cellule de la glande pour le sang. Toutes ces
parties sont purement végétatives (1); chaque partie existe pour
elle-même, comme la plante unicelluleuse la plus simple et
comme l'œuf animal. La nutrition envisagée dans son ensemble, la somme tout entière des acquisitions, des échanges et des
pertes de l'individu, est un assemblage, un mélange des nombreux états fonctionnels et végétatifs des éléments. *Il n'est
permis d'appliquer à la nutrition élémentaire ces données générales de l'expérience sur l'ÉCHANGE DE SUBSTANCES qu'avec une
grande circonspection.*

Mais existe-t-il aussi une *irritabilité nutritive ?* Sans aucun
doute, les faits les plus ordinaires, bien interprétés, le démontrent de la façon la plus certaine. Chaque fonction est aussi
un stimulus de la nutrition, et même cette circonstance de la
confusion si fréquente de la fonction et de la nutrition s'explique
par cette donnée de l'expérience, que la fonction exerce une
influence de causalité déterminée sur la nutrition. Puisque le
nerf excite le muscle à se contracter, il le détermine à recevoir
de nouvelles substances et à en perdre d'anciennes, mais, il ne
faut pas l'oublier, par l'intermédiaire seulement de la contraction. Il n'existe aucun fait qui établisse l'existence d'une excitation nutritive directe exercée sur les muscles par les nerfs.
Aussi pouvons-nous conserver dans un membre paralysé, même
après la section complète du nerf, la nutrition intacte, si nous
entretenons les muscles dans un état d'activité régulier par des
mouvements passifs ou par l'excitation de l'électricité. Bien
plus, nous pouvons, par une excitation directe, mécanique ou
chimique, déterminer la fibre musculaire à recevoir en elle
davantage de substances, de sorte qu'elle devient plus large et
que son contenu est plus riche et plus dense. Si l'on blesse un
seul muscle et qu'on le soumette à une excitation chimique,

(1) Archiv. IV, S. 384.

on pourra, au bout de très-peu de temps, constater sa turgescence nutritive. A vrai dire, cette dernière ne dure pas ordinairement, et souvent il survient immédiatement ensuite une période de perturbation interne et peut-être de dégénérescence, pendant que l'excitation fonctionnelle, souvent répétée, produit des résultats d'une durée variable, mais plus grande. Mais il ne faut pas oublier non plus que chaque excitation traumatique, chaque excitation chimique directe ne s'adresse pas seulement à la fibre musculaire, mais aussi aux vaisseaux et au tissu cellulaire intermédiaire aux fibres; que le trouble n'est pas seulement profond, mais encore différent dans chacun de ces tissus, et que ces effets collatéraux de l'excitation produisent assez souvent précisément le contraire de ce qui se passerait si cette excitation était limitée aux éléments fonctionnels. La dégénérescence fibreuse, la suppuration du tissu cellulaire intermusculaire forment les obstacles les plus difficiles à surmonter pour la nutrition de la substance musculaire. *Ainsi dans ces états, à la lésion de la fonction se joint la turgescence due à l'irritation.*

Mais nos adversaires disent que dans ce cas la turgescence est le résultat d'une transsudation de liquide plus considérable à travers les vaisseaux hyperémiés. A quoi cela mène-t-il? Après avoir abandonné l'activité des vaisseaux eux-mêmes, on s'est replié sur l'activité des nerfs comme dernier retranchement. Le stimulus agit sur le nerf sensitif; celui-ci transmet d'une façon reflexe l'excitation aux nerfs moteurs et même aux nerfs vaso-moteurs; ceux-ci agissent sur les parois des vaisseaux, et par suite sur le cours du sang, et par suite encore et médiatement sur la transsudation. Par ce long circuit, l'excitation revient de nouveau à la partie excitée, qui est inondée d'une façon toute passive par le liquide transsudé. Ainsi s'exprime-t-on.

Ubi stimulus, ibi affluxus! On peut, en tout cas, traduire ainsi cette loi: Au point où se produit l'excitation arrive un flot de sang plus considérable. Ceci est certainement vrai, tout au moins pour les parties qui renferment des vaisseaux, mais n'explique pas tout le phénomène de l'irritation, car il ne s'agit pas seulement, dans ce phénomène, de l'hyperémie due à l'irritation, de ce qu'on a appelé congestion active, mais aussi du gonflement du tissu enflammé, de la tuméfaction particulière due à l'irritation. L'hyperémie simple peut, par elle-même, produire un certain gonflement de la partie, sa turgescence (turgor) ; mais le gonflement dû à l'irritation n'est pas seulement une turgescence vasculaire, mais une augmentation parenchymateuse active, un accroissement dans la nutrition. Il est, à vrai dire, très-facile de répondre que la transsudation doit accompagner l'hyperémie, puisque la pression du sang sur les parois est augmentée; et si on admet, avec C. L. Hoffmann, que les veines se rétrécissent et que les artères se dilatent, l'augmentation de la pression dans les capillaires doit être, sans doute, très-considérable. Mais il ne s'agit pas ici de possibilité, mais de faits. L'hyperémie due à l'irritation, est un phénomène nerveux, elle trouve sa raison d'être particulière dans les artères afférentes; aussi doit-elle pouvoir être produite sous une forme tout à fait semblable, par les nerfs, même quand la partie à laquelle se rend l'artère n'est pas excitée. Mais qu'on cherche si l'on trouvera alors quelque chose de plus qu'une turgescence vasculaire !

La célèbre expérience de Claude Bernard sur le grand sympathique semble avoir été faite exprès pour ce cas. On fait la section du grand sympathique au cou : la turgescence vasculaire, la congestion *active* apparaît alors dans le côté correspondant de la tête dans toute sa splendeur. On excite le grand sympathique incisé et paralysé par un fort courant électrique : l'hyperémie et le gonflement disparaissent. Mais où est le gonflement parenchymateux? où est le liquide transsudé ? on n'en trouve nulle part. J'ai fait cette expérience de plusieurs manières très-différentes, soit telle qu'elle a été faite par Claude Bernard, soit en liant en même temps la carotide et en excitant les parties hyperémiées (1). Et j'ai constaté que les excitants inflammatoires agirent en ce lieu comme partout ailleurs, ce que Snellen (2) a aussi constaté postérieurement. Si on ne produit aucune excitation locale, l'exsudat manque ainsi que le gonflement parenchymateux. *La congestion active*

(1) Voyez Handb. des Spec. Path. u. Therapie, Bd. I, S. 150, 274.

(2) Archiv. XIII, S. 108.

peut persister pendant des semaines, sans qu'il soit possible de constater un phénomène dû à la nutrition.

Mais dans quel but mettre ainsi sans cesse en suspicion l'hyperémie comme cause déterminante du trouble de la nutrition? Personne ne nie certainement qu'une partie, renfermant des vaisseaux, ne *puisse* recevoir plus facilement ses matériaux du sang qu'une partie privée de vaisseaux, que celle qui sera riche en vaisseaux et en sang ne puisse agir plus rapidement que celle qui sera pauvre sous ce rapport. Et cependant ce sont là seulement des possibilités ; pour qu'elles se réalisent. il faut toujours que l'excitation du tissu lui-même se produise. Et cette dernière n'est pas seulement une condition subordonnée, mais la condition spécialement essentielle et déterminante, ainsi que je l'ai déjà exprimé plus longuement dans mon *Traité de pathologie spéciale et de Thérapeutique*, chapitre de l'inflammation et des troubles de nutrition (1). Certainement, l'hyperémie rapide et passagère (fluxion) peut être un phénomène d'irritation, mais il est fonctionnel et n'est pas dû à la nutrition. « Les dilatations temporaires des vaisseaux par suite du relâchement des couches musculaires, ai-je dit dans ce traité (2), sont également des phénomènes d'irritation. Ils peuvent être produits aussi bien par l'accroissement de l'influence des nerfs que par la paralysie musculaire directe. A un certain degré d'excitation inflammatoire, après ou pendant une petite contraction fugace, il peut se produire dans ces petits muscles une telle altération qu'ils ne sont plus ensuite en état d'agir, ou que tout au moins leur puissance d'action est très-affaiblie ; mais il est beaucoup plus ordinaire de voir, après un certain temps de contraction, survenir la relaxation, *une des manières d'être des muscles dans la lassitude*. Fréquemment, ces muscles relâchés sont alors encore sensibles à des excitations plus énergiques ; cependant leur force s'épuise peu à peu. » Ces opinions ont trouvé une confirmation dans des expériences nouvelles (3). Puisque l'excitation s'exerce sur le nerf sensitif, il se produit aussitôt une action réflexe motrice ; les fibres

(1) Bd. I, S. 49, 271.
(2) S. 59.
(3) Archiv. XIII, S. 108.

musculaires des vaisseaux se contractent, la lumière de ces
vaisseaux se rétrécit et l'excitation fonctionnelle est exprimée.
Alors apparaît la fatigue ; la restitution fonctionnelle exige du
repos, et la disparition rapide de la fatigue, une excitation plus
énergique. Le tissu n'est pas pour cela nécessairement affecté.
Lors même qu'il subit des modifications dans son excitation nutritive, *l'excitation fonctionnelle des vaisseaux n'est qu'un phénomène collatéral, qui porte la perturbation à un plus haut
degré.*

Nous voici arrivés au point où j'ai toujours renvoyé à l'étude
des tissus pauvres en vaisseaux, ou qui en sont privés. Qu'on
examine les cartilages, les os, les tendons, la cornée. Où sont,
dans ces tissus, les vaisseaux qui sont accessibles à l'excitation ?
Ils sont situés la plupart du temps fort loin du siége de cette
excitation ; les vaisseaux des os et de la membrane synoviale
peuvent être hyperémiés, mais l'excitation nutritive du cartilage n'a pas lieu ordinairement au point où il rencontre l'os
ou la membrane synoviale. Les liens tendineux ne renferment
pas de vaisseaux dans leur intérieur ; comment l'hyperémie
des vaisseaux situés à leur pourtour peut-elle avoir une influence
directe sur une portion de tissu qui occupe l'intérieur du fais-
ceau tendineux ? L'ulcération de la cornée occupe souvent une
position centrale ; sur le bord où a lieu l'hyperémie, le tissu
demeure transparent et intact. Il suffit que l'excitation nutritive
ait lieu là où sont situés les tissus excités, et non là où sont les
nerfs et les vaisseaux. Les nerfs peuvent être paralysés, et cependant l'excitation se produit, ainsi que l'a prouvé l'expérience si nette faite sur le trijumeau ; les vaisseaux peuvent
être liés et l'excitation nutritive des parties a cependant lieu ; le
gonflement, la perte de transparence, le trouble des fonctions
se produisent de la même façon, bien qu'ils ne se produisent
pas au même degré et dans le même temps.

Mais les parties privées de vaisseaux, ou qui en possèdent
peu, sont des sujets dont on aime peu à s'occuper. On nie qu'il
existe une inflammation des cartilages, des tendons, de la cornée. Soit ; mais il existe cependant dans ces tissus une excitation et une excitabilité qui n'ont rien à faire avec l'excitation
fonctionnelle. Mais, dans le fait, l'opposition est très-facile à
établir. Qu'on se donne la peine d'envisager d'un peu près les

tissus riches en vaisseaux : chaque élément du tissu est-il situé sur un trajet vasculaire ? est-il pourvu d'un nerf ? C'est précisément tout le contraire qui a lieu. Un grand nombre d'éléments du tissu sont ordinairement situés dans une maille capillaire ; tout un amas de cellules correspond à un filet nerveux ; aussi ai-je distingué depuis longtemps (1) des territoires de vaisseaux, de nerfs, de cellules ; et l'expérience directe montre que les formes morbides correspondent tantôt à un de ces territoires, tantôt à un autre, mais que l'excitation nutritive est tout aussi nettement restreinte dans le territoire des cellules, dans les parties très-riches en vaisseaux et en nerfs, que dans celles qui n'en possèdent pas. La limite de l'excitation, le nombre des éléments excités (des territoires de cellules), indique aussi la limite de l'action nutritive la plus immédiate. Je ne nie pas évidemment que l'excitation nutritive ne puisse correspondre à un territoire nerveux ou vasculaire ; en ce qui concerne les vaisseaux, j'ai même démontré qu'il peut exister dans les vaisseaux même des corps excitants, qui produisent à travers le vaisseau l'excitation du tissu qui environne ce vaisseau, de la même façon qu'un excitant direct. Mais là aussi ce sont seulement *les voies particulières par lesquelles l'excitation arrive aux tissus* qui établissent une distinction avec les cas d'excitation directe ; l'excitation, considérée en elle-même, a toujours lieu sur le tissu et produit directement les manifestations de ses activités.

Lorsqu'une autre occasion se présentera, j'espère pouvoir donner des preuves plus directes des rapports qui existent entre les territoires vasculaires et nerveux, et les activités nutritives des tissus ; il nous suffit actuellement de faire voir que les états actifs, dans la nutrition, peuvent être en beaucoup de points comparés aux états actifs dans les fonctions des parties, et surtout que l'excitabilité doit être considérée, même sous le rapport de la nutrition, comme une propriété des tissus vivants eux-mêmes, ce qui est le cas sous le rapport des fonctions. Les voies par lesquelles les excitations parviennent aux tissus ne sont nullement distinctes. Les nerfs peuvent conserver l'excitation fonctionnelle qui leur est transmise par les vaisseaux et

(1) Archiv. IV, S. 388.

par le sang ; les tissus peuvent être a.nenés consécutivement à manifester leur activité nutritive par l'excitation fonctionnelle qu'ils reçoivent des nerfs. Mais, dans ces circonstances, les tissus se comportent aussi peu passivement que les nerfs quand ils reçoivent l'excitation produite sur eux par le sang. *Car la vie repose non-seulement dans le sang et non-seulement dans les nerfs, mais dans toutes les parties composées de cellules.*

Qu'on nous permette, avant de passer à une exposition plus spéciale des phénomènes nutritifs de l'irritation, de nous occuper encore un instant des activités de formation. Certainement, il se produit dans les états *de formation et de développement* une action toute positive du tissu. Il est complétement impossible de nier que le caractère productif domine la marche des phénomènes. Quand d'un œuf il se forme un fœtus, de ce fœtus un homme, et de particules simples de tissus des tumeurs, cela seul est possible, puisque de nouvelles masses de matière sont implantées de force dans les formes organiques, et que la cause qui produit l'implantation exerce son action dans des formes élémentaires déjà existantes. Dans la pathologie, ce point de vue en particulier devait être immédiatement considéré comme inattaquable, dès que Jean Müller eut avancé, en l'établissant comme système, que les lois de la formation de l'embryon étaient également valables pour les produits de formation pathologique, mais la doctrine des blastèmes, des substances organoplastiques était alors tellement dominante dans l'embryologie, que les forces productives furent au contraire transportées dans la substance considérée en elle-même, et que tout l'avantage obtenu vint se perdre dans la vieille doctrine de la lymphe plastique qui, grâce au plasma du sang, avait pris de l'extension. Ce n'est qu'extrêmement lentement que l'étude directe m'a conduit moi-même à d'autres idées. Plus il devenait évident que chaque sorte de formation était *une formation continue, avançant élément à élément, cellule à cellule,* et plus la considération seule de la substance servant à la nutrition et à la formation perdait de son importance, plus l'activité de nutrition et de formation partant des éléments organiques venait se placer au premier plan.

Ce sont deux cas bien différents, quand les parties existantes ne font que se conserver et s'accroître par l'activité nutritive, ou quand elles s'étendent sans cesse par l'augmentation de leur nombre. Nous savons déjà que cette augmentation ne se continue pas toujours de la même façon, que le type des jeunes éléments se modifie et peut s'engager dans une *voie de formation hétéroplastique, de dégénérescence*. Il ne s'agit nullement, dans ces cas, de la conservation des tissus ; au contraire, à l'ancien tissu *s'en substitue* un nouveau, qui en diffère souvent de la façon la plus complète. A la vérité, la fonction et la nutrition sont altérées en même temps, mais ce n'est pas le trouble de la fonction et de la nutrition qui, à lui seul, produit la formation nouvelle ; au contraire, il existe toujours dans ces cas un stimulus particulier qui excite le tissu à manifester son activité de formation. Si ce stimulus manque, toute fonction ou toute nutrition qui s'écarte de l'état normal produit des troubles passifs, rétrogrades, qui amènent la partie à un état d'affaiblissement dans la puissance d'action, ou de destruction progressive qui l'affaiblissent ou la font périr.

Pour cette raison, il nous paraît nécessaire de procéder à une séparation plus intime. Le domaine des troubles de nutrition, tel que nous l'avons envisagé jusqu'à présent, doit être divisé. Les états de formation doivent former une division distincte, et si on admet que les substances directement stimulantes qui arrivent aux tissus par la voie habituelle de la nutrition produisent très-souvent la série de phénomènes qui constitue la formation, on ne doit pas simplement confondre ces sortes de substances avec les substances nutritives. Car, ou ce sont des substances réellement étrangères, venant mêler des principes impurs à l'organisme, infectantes, (miasmes), ou elles arrivent aux parties sous une forme et avec une manière d'être qui cause une excitation plus ou moins grande (acrimonie) (1).

Assez souvent nous pouvons, dans ces parties, évaluer le degré de l'excitation d'après les résultats. Les stimulants les plus faibles causent surtout l'excitation fonctionnelle ; ceux qui sont puissants influent sur l'activité nutritive ; ceux qui le sont davantage encore produisent des effets de formation, et les plus énergiques amènent la mort. Ainsi, à l'excitation qui arrive par la voie des nerfs correspond surtout l'action fonctionnelle,

(1) Handb. der spec. Pathol., I, S. 275.

en ce sens que l'effet mécanique ou chimique produit par l'action nerveuse est extrêmement faible, et qu'il faut une disposition qui le favorise spécialement pour qu'il se produise un résultat relativement considérable. Pour ce motif, le nerf n'est pas généralement susceptible de produire directement l'excitation nutritive, ni surtout l'excitation de formation, tandis que généralement l'action directe des substances chimiques ou mécaniques produit non-seulement l'excitation fonctionnelle, mais par son augmentation ultérieure, ou, par une action immédiate et plus énergique, des excitations de nutrition et de formation. Non-seulement nous voyons cela tous les jours sur la peau et sur les muqueuses, mais la tradition la plus reculée renferme des exemples semblables se rapportant aux glandes. Dans ces organes, l'augmentation de l'excitation fonctionnelle précède, de toute évidence, les formes pathologiques plus graves de l'excitation nutritive et fonctionnelle.

Il ne s'agit pas seulement ici de subtilités théoriques, mais de questions pratiques très-sérieuses. Le médecin a besoin avant tout, pour pouvoir faire de la thérapeutique avec succès, d'une connaissance précise des voies qu'il peut tenter pour arriver à régulariser les choses. S'il existe en quelque point du corps un trouble actif, il doit savoir comment la nature s'y prend pour ramener l'état normal et comment la partie excitée pourra être réparée. Selon qu'existe l'une ou l'autre des formes de l'excitation, les moyens de ramener l'état normal sont différents. La partie ne renferme-t-elle plus ces anciens éléments, ainsi que cela arrive très-rapidement dans toutes les excitations de formation, s'est-il produit à la place du premier tissu, du pus, du cancer, du tubercule, la guérison ne pourra naturellement avoir lieu qu'autant que le nouveau tissu sera enlevé et remplacé par un autre plus semblable à l'ancien. Cette *régénération* est tantôt complète (*reproduction*), tantôt incomplète (*cicatrisation*), mais elle se termine, dans les deux cas, par la production d'éléments entièrement nouveaux qui remplissent la place laissée vide par l'ancien tissu. Au contraire, s'est-il produit une excitation fonctionnelle ou nutritive, la somme complète des anciens éléments existe néanmoins toujours, et il ne s'agit plus ici que de faire rentrer dans sa limite naturelle ce qui est anormal, ou de l'améliorer, ce qui s'obtient, pour l'excitation fonctionnelle, ainsi que nous l'avons dit, par un changement mécanique dans la position des atomes existants, et pour l'excitation nutritive, par l'échange effectif de substances (diffusion, etc.). Ainsi, d'après cela, les *restitutions fonctionnelle, nutritive et formative* doivent être essentiellement distinguées les unes des autres, et l'action thérapeutique doit, par suite, varier suivant le cas qui se présente (1). Il en résulte beaucoup de clarté, non pas seulement dans la pathologie, mais aussi dans la thérapeutique, ainsi que j'essayerai de le démontrer une autre fois par des exemples particuliers. Nous allons maintenant nous proposer pour but de démontrer la nature active des états d'excitation nutritive et formative, ce que l'on pourrait presque se dispenser de faire de nouveau pour les états d'excitation fonctionnelle, après ce que nous avons dit.

La forme physiologique de l'excitation nutritive s'exprime par une des manières d'être de l'accroissement ; la forme pathologique, par une des manières d'être de la turgescence. Il faut toutefois prendre ces expressions dans le sens histologique, car il s'agit ici d'un accroissement et d'une turgescence des éléments considérés en eux-mêmes. Ces mêmes expressions conviendraient, si l'on ne faisait pas cette restriction, à l'excitation formative, qui peut produire, à n'envisager les choses que grossièrement, le même résultat définitif, en causant une accumulation d'éléments nouveaux. C'est à cette méprise que la doctrine de l'*hypertrophie*, par exemple, doit de n'être pas bien constituée. Si tout d'abord on distingue l'hypertrophie simple, due à la nutrition, de l'hypertrophie due à la formation, ce que j'ai essayé de faire en introduisant l'expression d'*hyperplasie* pour cette dernière (2), on arrive immédiatement à jeter quelque lumière sur la nature d'états complétement différents en eux-mêmes, mais toutefois se manifestant dans beaucoup de cas par des phénomènes qui présentent la plus grande analogie. Il existe une différence entre l'accumulation simple de la graisse et la polysarcie ou production lipomateuse, car, dans le premier cas, il n'y a qu'augmentation dans le contenu des cellules graisseuses déjà existantes, tandis que dans le second il y a production

(1) Handb. der spec. Pathol, und Therapie, I, S. 21.
(2) Handb. d. spec. Pathol. u. Therap. I. S. 327, 335.

de nouvelles cellules ; dans l'un , le retour à la forme première
n'est possible que par la simple *dénutrition*, comme disent nos
voisins de l'Ouest ; dans l'autre, quand ce retour a lieu, il persiste une quantité trop considérable de cellules graisseuses. Un
utérus hypertrophié n'est pas la même chose qu'un utérus où
s'est produit de l'hyperplasie, car ce dernier ne peut être ra
mené à l'état normal que par la destruction et l'ablation d'une
partie de ses éléments.

L'élément qui ne fait que s'hypertrophier s'accroît simplement , puisqu'il reçoit en lui une quantité plus considérable
de substance. La fibre musculaire primitive devient plus large ;
la cellule épithéliale plus ronde et plus volumineuse ; la paroi
vasculaire plus épaisse. La partie, en s'accroissant, devient plus
compacte, plus tendue, plus résistante ; en même temps que
sa circonférence augmente, que sa couleur se *fonce*, la faculté
d'action de ses propriétés fonctionnelles s'accroît aussi. Il y a
augmentation dans la *tonicité* de la partie, dans cet état qui
exprime, ainsi que je l'ai fait ressortir il y a déjà longtemps (1),
la tension de la nutrition, son excitation, aussi bien dans le
sens traditionnel que dans le sens empirique. Là encore l'emploi des expressions modernes n'a produit que de la confusion,
puisqu'elles n'attribuent à la tonicité qu'une valeur purement
fonctionnelle, et qu'elles la rapportent, soit à la contraction, soit
à l'élasticité, soit enfin à la réplétion des vaisseaux et à la pression du sang. Si l'on considère que bien avant Haller la fibre était
admise comme le dernier élément constant de l'organisme , et
que, d'après cela, la *fibre tendue* devait sembler le siége fondamental de la tonicité, on comprendra facilement que plus tard,
lorsque la fibre ne fut plus admise comme l'atome organique, le
rapport que l'on avait établi entre la tonicité et la fibre se conserva dans la tradition médicale et se lia de plus en plus à la fibre
κατ' ἐξοχὴν, à la fibre musculaire. Cette opinion peut être maintenant d'autant mieux délaissée , que la doctrine moderne qui
considère la tonicité comme un état fonctionnel des muscles est
devenue de jour en jour plus douteuse. Aussi à présent il ne
paraîtra plus aussi singulier de nous voir *envisager la tonicité*
comme l'expression d'un accroissement dans la nutrition de

(1) Archiv. VI. S. 139.

chaque tissu vivant, et de la rapporter à l'excitation qu'éprou-
vent les éléments des tissus par l'augmentation dans la quantité
des substances qu'ils s'assimilent, et par la fixation de cette
quantité dans leur intérieur. Mais, puisque cette augmentation
et cette fixation sont un acte vital, un résultat de l'excitation des
éléments vitaux, il nous est encore permis de considérer la tonicité comme *un phénomène actif et comme un moyen de mesu-
rer l'excitabilité nutritive de la partie.*

Mais là encore il est de toute nécessité de pousser la distinction plus loin qu'on ne l'a ordinairement fait jusqu'ici. Si l'on
compare la turgescence que la nutrition produit dans le tissu à
l'accroissement qu'elle y cause, on doit aussitôt, ainsi que nous
l'avons déjà indiqué, faire une distinction entre l'accroissement
dû à la nutrition et l'accroissement spécial dû à la formation.
On emploie, par exemple, les mots accroissement ou hypertrophie des muscles, comme s'il ne s'agissait là que d'une forme
unique. Et cependant l'accroissement avec augmentation dans
le nombre des noyaux est très-différent de l'accroissement simple de la substance contractile (fibrilles primitives, d'après Har-
ting), non-seulement sous le rapport de la forme, mais aussi
sous celui de la fonction. Car dans l'accroissement de la substance contractile, il y a également augmentation dans la force
de contraction, tandis que dans l'accroissement dans le nombre
des noyaux et dans l'augmentation des fibres on observe assez
souvent la diminution de la force de contraction, la faiblesse
du muscle, son atonie. Il y a longtemps que j'ai fait ressortir
ce fait dans toute son évidence pour le tissu musculaire non strié
des vaisseaux (1).

D'un autre côté nous ne devons pas omettre de faire remar-
quer qu'il est nécessaire d'établir encore des sous-divisions dans
l'hypertrophie simple. L'hypertrophie physiologique ordinaire,
qui fournit à l'élément un nombre plus considérable de particules actives est conforme, mais jusqu'à un certain point seulement, avec l'hypertrophie pathologique, qui ne fait qu'amener
plus facilement la dégénérescence et un état nécrobiotique (2).
Car assez souvent, dans le cours des états morbides, l'augmen-

(1) Handb. der spec. Pathol. I. S. 105.
(2) Handb. der spec. Pathol. I. S. 305, 315.

tation dans la quantité des substances assimilées est le prélude et en même temps la cause des destructions postérieures ; l'hypertrophie est le début de ce que j'ai appelé , dans ses résultats, *Atrophie par dégénérescence.*

Peut-être objectera-t-on ici que l'on n'est pas autorisé à imputer ces manifestations, même dans leurs premiers phénomènes, à l'hypertrophie. Dans le fait, nous voici parvenus au point sur lequel on a donné , jusqu'à mes expériences sur l'inflammation parenchymateuse, des interprétations complétement erronnées. On rapportait ces états à une première période d'hyperémie (congestion active), dont le développement était alors attribué à l'excitation produite par les nerfs ; on la faisait suivre ensuite d'une période d'exsudation, et les modifications ultérieures du tissu étaient considérées comme un effet de l'action de l'exsudat. L'explication de cette action qui semble la plus admissible est celle de Jules Vogel, qui rapporte à la pression de l'exsudat la destruction des éléments, l'atrophie produite dans le tissu. Lorsque j'eus démontré que l'on avait fait une hypothèse fausse , en admettant que l'exsudat se déposait autour des parties qui constituaient le tissu et entre ces parties, cette explication perdit toute vraisemblance. Mais on pouvait toujours tirer cette conclusion que l'exsudat, puisqu'il pénétrait dans l'intérieur des parties constituantes des tissus, qu'il devenait lui-même partie constituante de ce tissu , substance parenchymateuse active, était le principe particulier d'activité qui produisait , mécaniquement ou chimiquement , la destruction des anciennes parties constituantes des tissus. Mais j'ai encore réfuté cette hypothèse en faisant voir que, mécaniquement et en poussant les recherches le plus loin possible, il était impossible de constater des différences dans cet état , suivant qu'il se produisait dans les parties riches en vaisseaux et dans celles qui en sont privées. Et cependant cela aurait dû nécessairement arriver si le fluide qui fait irruption à travers les vaisseaux et dont la transsudation est due à la pression du sang avait été l'agent actif. Cet état ne subit pas de modifications essentielles quand les nerfs sont paralysés et que les vaisseaux voisins sont brisés , en supposant toutefois, bien entendu, que la nutrition reste encore possible. La force de la pression du sang n'a aucune influence décisive sur la formation de cet *exsudat paren-*

chymateux. Le fait capital est et demeure l'excitation, c'est-à-
dire la modification du tissu; elle est le premier moteur de cet
état, et elle est la cause déterminante de la réception d'une
quantité plus considérable des matières contenues dans le tissu,
au voisinage duquel ne se trouve aucun vaisseau et dans lequel
persiste cependant cette propriété d'après laquelle *l'élément excité enlève la quantité de substance qu'il contient aux éléments
voisins.*

Ce n'est pas seulement le tissu modifié en tant que groupe
simple d'atomes, mais aussi le tissu *vivant* qui entre alors
en action. L'excitation extérieure est-elle si puissante, et
la modification intime si étendue, que l'élément en soit privé
de vie ou détruit, il pourra bien se produire des attractions
particulières de substances; mais ces attractions ne présenteront
point le caractère de l'augmentation du tissu, de l'accroissement
dû à la nutrition; elles diffèrent généralement suivant la constitution particulière du tissu privé de vie. Dans cette circonstance, il est hors de doute que le caractère vital est perdu, car il se
manifeste surtout par ce fait, que, malgré toutes les variations
qui peuvent survenir dans les phénomènes, il conserve un
trait fondamental constant : l'élément vital, considéré en lui-
même, continue à conserver ses propriétés typiques une fois ac-
quises et à agir avec elles, et il demeure encore sensible à de
nouveaux excitants.

L'échange de substances n'établit, à lui seul, aucune différence distinctive. Car c'est une erreur de chercher dans l'existence ou dans la non-existence de l'échange de substances une
propriété particulière aux corps vivants. Les parties du corps
qui sont privées de vie sont aussi bien soumises à l'échange de
substances que le corps tout entier. Un fœtus extra-utérin, qui
reste dans le corps de la mère, perd certaines de ses parties
constitutives; ainsi, par exemple, toutes les eaux de l'amnios,
une grande partie de son liquide parenchymateux, et il s'em-
pare de substances, telles que la graisse et les sels de chaux,
qui lui sont étrangères. Si nous le suivons dans ses différentes
périodes de flétrissement jusqu'à la formation de ce qu'on a
appelé Lithopædion, nous aurons le plus bel exemple de cette
série nombreuse d'états d'épaississement et de production
calcaire si multiples, et qu'on a rassemblés sous le titre géné-

ral de tuberculose, mais qui presque tous se rattachent à la métamorphose de la substance caséeuse et à la privation de la vie
due à l'anémie (1). Dans ce cas, un échange de substances existe
certainement; mais ce n'est pas cette forme spéciale typique
d'échange de substances que nous appelons nutrition, et qui
suppose l'existence de l'état vital, en même temps qu'il en est
la condition.

Il est, à mon avis, deux expériences surtout qui démontrent
de la façon la plus évidente le caractère spécial de l'échange
vital de substances sous le point de vue dont nous nous occu-
pons. Ces deux expériences nous apprennent que la *modification est toujours limitée aux territoires de cellules, soit qu'elle
s'attaque à un seul de ces territoires, soit qu'elle en intéresse un
groupe*, et que *les excitants dont la nature diffère le plus produisent toujours le même effet.* Le nerf sensitif excité apporte à
la conscience chaque espèce d'excitant sous forme de sensation:
la fibre musculaire excitée se contracte, quelle que soit la nature du stimulus. La sensation peut être entièrement différente; elle peut être liée à un sentiment de plaisir ou de
peine; mais elle est toujours, et sous tous les rapports, sensation. La contraction peut se produire brusquement ou lentement, ne durer qu'un instant ou persister, fortifier ou laisser de
la fatigue après elle; mais jamais elle ne cesse d'être une contraction. De même l'excitation nutritive, chaque fois qu'elle se
produit, détermine l'admission d'une quantité plus considérable de matière dans la substance du tissu, et en même
temps l'accroissement et la turgescence des éléments du tissu;
mais cette matière peut tantôt être fixée dans le tissu comme
partie constitutive persistante, tantôt retourner dans les parties
environnantes, tantôt être transformée dans l'intérieur du tissu
en une substance hétérologue. Le tissu peut, d'après cela,
soit persévérer dans son état d'hypertrophie; soit revenir à
son état primitif, ou, par suite de l'augmentation d'absorption,
s'atrophier; soit se détruire directement et disparaître. Ce sont
là des phénomènes qui peuvent se présenter, mais dont assez
souvent nous entravons le développement au gré de notre vo-
lonté, puisque nous produisons de nouvelles conditions avec

(1) Handb. der spec. Pathol. I. S. 282, 284.

les ressources de l'art (de la thérapeutique). Le caractère de l'état qui nous occupe n'est pas modifié par la considération de ces résultats finaux de ces terminaisons de la série de phénomènes qui le constituent; il est et demeure lié à l'admission active de substances dans la composition de la partie.

Si nous revenons encore à la question des conditions de cette admission, il nous semble certain que ces conditions se trouvent dans les changements d'état de la partie elle-même. Puisqu'il est certain que j'obtiens un résultat identique, si je dénude, si je blesse, si je cautérise avec les acides ou avec le fer rouge une partie de l'organisme, si j'y enfonce un corps étranger ou quelque chose d'aigu, je puis conclure de là que, grâce à tous ces moyens d'action si différents par eux-mêmes, qui sans aucun doute produisent dans la partie même des modifications diverses, certaines activités dégagées de cette partie sont mises en action. Ces activités dépendent essentiellement de la continuité d'existence de certaines parties constitutives constantes des éléments. Déjà, dans un article précédent (1), j'ai fait ressortir ceci, que nous ne connaissons à vrai dire, comme parties constitutives constantes, que les membranes et les noyaux des cellules. Elles semblent être, dans le cours de l'échange fonctionnel et nutritif de substances, la souche fondamentale la moins mobile, la plus persistante et la plus tenace dans la disposition complexe des atomes de la cellule, et tant qu'elles conservent les propriétés particulières et qu'on ne peut définir avec plus de détails, de la vie, l'excitation nutritive est possible. C'est là-dessus que repose tout traitement nutritif, tonifiant et fortifiant.

Déjà John Goodsir a désigné, avec une grande sûreté empirique et théorique, les noyaux des cellules comme centres de la · nutrition. Plus tard Donders a fait ressortir le trait caractéristique de la membrane de la cellule, et son importante signification. Tous deux ont envisagé la chose d'un point de vue un peu restreint; mais, malgré cela, la justesse de leurs considérations est parfaite. *La vie cellulaire, ou, ce qui revient au même, la vie en général, présente comme première supposition l'existence de membranes et de noyaux relativement évidents, car*

(1) Archiv. Bd. IX. S. 46.

sans membranes ni noyaux il n'existe pas de vraies cellules.
D'après cela la persistance de la durée des cellules est liée à la
conservation et à l'intégrité de ces parties, et toute action nutritive se rapporte à elles. Aussi ne pouvons-nous admettre
que dans certaines limites, et notre opinion est corroborée par
un grand nombre d'autres faits, l'imbibition et la diffusion
comme des manifestations témoignant de l'existence de l'é-
change vital de substances ; ses régulateurs essentiels et spéciaux doivent être nécessairement les noyaux et les membranes ;
et toute théorie de l'échange de substance, dans le sens intime du
mot, sera impossible à établir tant que nous ne tiendrons nullement
compte de l'influence des noyaux. Nous n'avons jusqu'à présent,
comme on sait, nul motif valable de mettre les noyaux sur le compte
d'un dépôt toujours mécanique. Nous savons seulement qu'a-
près la disparition des noyaux, les cellules sont en voie de destruction, et qu'elles deviennent toujours moins sensibles, aussi
bien à l'excitation de nutrition qu'à celle de formation, et que,
de plus, après la division des noyaux, les activités perdent leur
caractère nutritif pour prendre celui qu'elles ont dans la formation. La fonction seule peut continuer d'exister avec ou sans
noyaux, avec un noyau simple ou des noyaux multiples, ainsi
que le prouvent de la façon la plus évidente les globules du
sang.

Si nous faisons, d'après cela, directement dériver l'accroissement de l'admission de substances dans l'excitation nutritive,
de l'augmentation dans l'attraction que les parties constituantes des cellules modifiées exercent sur les substances voisines,
*(et cela ne change rien aux choses, que ces substances soient
tirées directement du sang ou des éléments de tissus contigus),*
nous ne pouvons pas cependant attribuer uniquement cet accroissement à la diffusion entre le contenu des cellules et au liquide extérieur (à la partie liquide du sang ou du tissu). Nous
devons le considérer essentiellement comme une fonction de
la membrane et du noyau, ce qui laisse naturellement ces deux
points indécis : quelle valeur attribuer à la participation de
l'une ou de l'autre, et combien, la simple imbibition et diffusion exceptées, doit-on l'estimer ? D'après cela, cette attraction
doit être considérée, suivant l'expression d'Alison, comme une
affinité vitale, non pas, à vrai dire, parce qu'elle différerait

par sa manière d'être de l'affinité des corps inorganiques, mais surtout parce que l'organisation déterminée, typique de la cellule, a pour résultat une affinité déterminée, typique, et par suite l'admission dans le tissu, non pas de toutes sortes de substances, mais de substances déterminées, typiques. Vraisemblablement il s'agit ici de rapports chimiques, mais de nature extrêmement complexe.

C'est pour ces tissus dans lesquels nous rencontrons, outre la cellule, une masse intermédiaire constante, commençant vraisemblablement à se produire comme produit d'excrétion (substance intercellulaire), que la solution de ces questions présente le plus de difficultés. J'ai fait voir, dans ma première dissertation sur les substances du tissu conjonctif et dans celles où j'ai traité des sujets analogues, que chaque cellule commande à une certaine portion du tissu intercellulaire, et que les troubles qui se produisent dans la nutrition sont toujours limités à certains territoires, que l'on doit rattacher, ainsi que leur sphère d'action extérieure, à une ou à plusieurs cellules. Cela est surtout très-évident pour les parties les plus solides et les moins sensibles de notre organisme, pour les cartilages et pour les os ; et, puisque l'histoire de ces derniers manque toujours des illustrations qui lui sont nécessaires, je veux y ajouter quelques mots.

Précédemment déjà (1), j'ai mentionné une observation qui a été faite pour la première fois par Howship; dans l'irritation des os, il se produit au pourtour des canaux médullaires antérieurement lisses des sinuosités « qui semblent avoir été faites avec un ciseau demi-circulaire. » Je faisais voir alors que cette modification survenait dans toutes les formes possibles de l'ostéite, surtout dans les états d'élimination ; qu'on pouvait la comparer à une métamorphose de la masse osseuse dans le bord du canal, et qu'il en résultait une modification progressive, qui était exactement limitée aux territoires des corpuscules osseux. J'observais surtout qu'à une certaine période il se détachait du tissu osseux des masses arrondies qui correspondaient certainement à la formation de cellules cartilagineuses condensées et confondues avec les canalicules osseux (2).

(1) Archiv. IV. S. 302.
(2) S. 305.

Les figures que nous joignons ici l'expliqueront clairement. La fig. 1 représente la ligne de démarcation d'une portion de phalange nécrosée, par Pœdarthrocace (*spina ventosa*); *aa,* tissu osseux encore persistant avec ses corpuscules pâlis et très-agrandis; *bb,* la fusion commençante des territoires osseux; *cc,* l'état complet dans une couche un peu plus profonde.

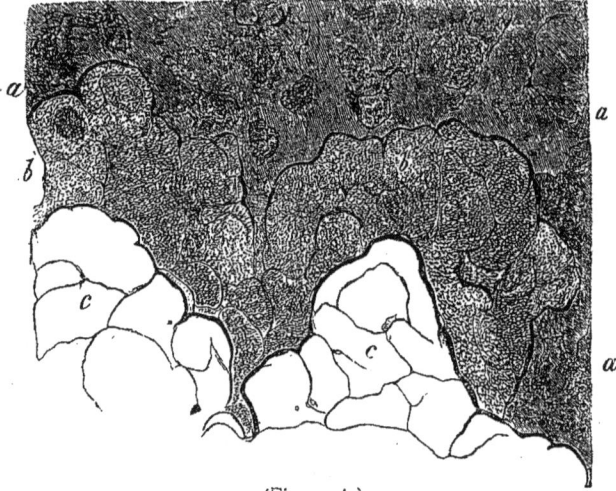

(Figure 1.)

La fig. 2 représente le contraire : la formation de cellules ostéoïdes isolées dans le cartilage érodé d'un os rachitique; *cc,* les cellules cartilagineuses fortement pressées, grandes, enveloppées d'une capsule évidente; *c',* les corpuscules ostéoïdes encore isolés, mais munis de capsules très-épaisses et de cavités déchiquetées; *co',* ces mêmes éléments à l'état calcaire; *co,* à l'état de fusion; *o,* complétement osseux. Là aussi nous avons la même série de phénomènes, dans un cas dans le sens progressif, dans un autre dans le sens rétrograde; dans l'un, les cellules agrandies, se remplissant peu à peu de sels de chaux, puis devenant plus petites, et enfin se fusionnant avec leurs couches d'excrétion; dans l'autre, les éléments redevenant plus considérables, se séparant et perdant leurs sels calcaires. C'est là une série de phénomènes qui est généralement facile à reconnaître, et qui est déjà développée d'une façon visible sur l'extrémité des os amputés, quelques jours après l'opération. Dès que l'enveloppe osseuse commence à devenir un peu poreuse ou inégale, on rencontre ces lacunes cellulaires. J'ai figuré ces lacunes pour les cartilages dans le *malum senile* et dans d'autres inflammations, en partie d'après des observations étrangères, en partie d'après les miennes (1); il y avait déjà longtemps que j'avais déduit leur existence de celles de la cornée (2).

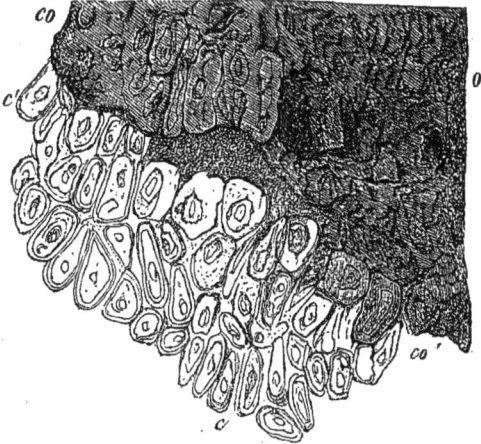

(Figure 2.)

Le trouble nutritif dans ce cas se renferme dans les éléments vitaux, et, après avoir débuté comme une sorte d'hypertrophie, il parcourt, avec une rapidité plus ou moins grande, les degrés de la dégénérescence. Il se comporte de la même façon que la modification qui se produit dans les formations simplement celluleuses, par exemple dans les cellules des glandes, dans l'état d'excitation due à la nutrition, qu'il est surtout si facile et si fréquent de suivre dans les reins et dans le foie, et que j'ai indiqué le premier d'une façon précise dans le rein (3). On reconnaît avec la plus grande évidence, même à l'œil nu, l'état de turgescence avec perte de transparence dans ces masses cellu-

(1) S. 289.
(2) De rheumate præsertim corneæ, 1843, p. 21.
(3) Archiv. I, S. 165.

laires directement et fortement comprimées. L'impression générale produite est même dans ce cas beaucoup plus forte que
pour la substance conjonctive, dans laquelle l'état de la substance intermédiaire ne permet pas de bien apprécier celui des
cellules. Mais il faut bien savoir que la série des phénomènes
est la même et qu'elle possède exactement la même valeur, que
le tissu soit riche en vaisseaux, comme le foie, ou qu'il en soit
pauvre, comme les cartilages. Seulement les premiers offrent la
possibilité de reconnaître plus facilement cet état, qui peut
aussi avoir alors un cours plus rapide, et de pouvoir mieux établir la comparaison entre les excitants d'énergie différente.
Ainsi nous voyons, dans l'hypertrophie compensatrice de l'un
des reins, après l'atrophie ou la destruction de l'autre, persister
l'accroissement qui ne peut être alors attribué qu'à l'excitation
plus énergique produite par l'urée contenue en plus grande
quantité dans le sang. Nous rencontrons au contraire dans les
sécrétions plus abondantes d'acide urique des états aigus, fé-
briles, les œdèmes plus passagers, qui n'ont pas d'autre raison
d'existence que l'excitation plus énergique produite par les parties constituantes de l'urine concentrées et modifiées. Mais ces
œdèmes ne conduisent point par leur transformation à la dégénérescence et à la destruction, ce qui est presque la règle
après l'action produite par les diurétiques énergiques, quand il
existe un corps étranger dans les voies urinaires ou dans les
artères, pendant le cours des maladies zymotiques.

*Plus l'excitation nutritive est intense, et plus la quantité des
substances admises est considérable; plus cette admission de
substances est rapide et impétueuse, et moins la quantité de substance fixée comme élément persistant des tissus, comme parenchyme réel, est considérable. Plus cette substance se décompose
facilement, et plus elle trouble facilement aussi la cohésion des
autres éléments ; plus son admission se fait lentement et régu-
lièrement, plus son assimilation est certaine.* On ne sait pas avec
certitude si la substance même est différente, suivant l'acuité
de l'état et l'énergie de l'excitation; toutefois il nous paraît à
peine vraisemblable que la substance dont il s'agit ici soit de
nature albumineuse, et qu'elle dérive à des degrés divers de
l'albumine du sérum du sang.

A vrai dire, voici encore un point sur lequel je suis en con-

tradiction avec la doctrine dominante. Car l'ancienne doctrine
de la lymphe plastique avait été si heureusement construite,
surtout par Jules Vogel, qu'il semblait, d'après elle, qu'une
distinction essentielle existait entre l'excitation pathologique
et la nutrition physiologique, la première mettant en action
pour son usage la fibrine, et la seconde, l'albumine. Je me ré-
serve de traiter une autre fois ces questions à fond. Ainsi que
je l'ai déjà exposé dans mon Traité de pathologie spéciale (1),
je considère bien plutôt la fibrine comme un produit d'excitation locale analogue au mucus et à la substance qui donne
de la gélatine ; elle me paraît une production de tissus, mais
seulement de tissus déterminés, car, de même que tous les tissus sont loin de produire du mucus, de même, mais en nombre plus considérable toutefois, ils sont loin de donner tous de
la fibrine. On ne connaît, par exemple, aucune forme d'excitation qui puisse amener la substance cérébrale à produire de la
fibrine, ou sous le coup de laquelle le parenchyme du foie se
remplisse de cette substance. La plèvre n'excrète pas de mucus, à quelque excitation qu'on la soumette, et quand même
l'excitation devrait détruire son tissu. Les différents organes et tissus se comportent dans ces excrétions pathologiques
d'une façon aussi spécifique que les organes sécréteurs, dans
leurs excrétions physiologiques. Tout organe est susceptible de
transsudation simple ; quelques-uns seulement sont susceptible de sécrétion spécifique et d'exsudation. *Les exsudations
sont toujours des phénomènes dus à l'excitation ; la transsudation simple est toujours un phénomène dû à la pression.*

On sait depuis longtemps que le développement des tumeurs
est la suite de l'irritation. Nos devanciers admettaient divers principes irritants des humeurs, qui agissaient sur les parties en y
produisant de l'irritation, et qui amenaient la manifestation
des différentes productions (excroissances, végétations, fongosi-
tés). Cependant ils avaient fort peu de notions sur les limites
où s'arrêtent les tumeurs proprement dites. Leur ancienne
classification comprend des choses toutes différentes de celles
que nous rangeons sous le même titre. Ainsi Gabriel Faloppius,
dans son traité *De Tumoribus præter naturam. Venetiis*, 1563,

(1) L. S. 75.

range ensemble sous ce titre : l'inflammation, le charbon, la gangrène, les bubons de la peste, l'érésipèle, l'œdème et le squirre.
Mais ensuite la tumeur κατ' ἐξοχήν, la tumeur inflammatoire,
le phlogome disparut peu à peu du rang des tumeurs, et avec
lui le charbon, la gangrène et presque toutes les autres formes,
de sorte que c'est à peine si quelqu'un de notre temps pensait
à ranger l'apostème dans la même classe que les squirres. Mais
on conserva, de l'époque où régnait la pathologie humorale,
cette croyance, que toutes les tumeurs dérivaient des humeurs;
et comme on trouva que non-seulement le squirre et le sarcome,
mais aussi le pus était organisé, qu'il renfermait des formes
élémentaires organiques actives, et qu'il ne consistait pas seulement en un liquide ou en une simple excrétion de ce liquide,
rien certes n'était plus naturel que de faire dériver les formes
élémentaires organiques du liquide primitif dont elles auraient
été des épigones postérieurs. Ces idées devinrent, entre les
mains de Schleiden et de Schwann, cette théorie des blastèmes,
dans laquelle nous avons été élevés et qui a guidé nos premiers
pas.

La doctrine tout entière de la néoplasie s'est assez rapidement
modifiée. Nous sommes entrés, presque d'un seul coup, dans
la période des temps modernes; mais nous nous voyons encore
entourés de tous côtés par les restes du moyen âge. Le système
du blastème et de l'exsudat persiste encore si fortement dans
nos souvenirs, que nous conservons ses chaînes presque sans
nous en apercevoir et que nous nous éloignons de la voie nouvellement ouverte. Le langage de la médecine est tellement
imprégné de ces souvenirs, qu'il serait presque nécessaire de
produire une réforme radicale pour arriver rapidement à la
liberté. La réflexion doit mettre les hommes de science en
garde contre la précipitation et l'excès d'orgueil. Nous écoute-
rons sa voix; mais nous ne nous découragerons point, convain-
cus qu'avec cette devise : *Omnis cellula a cellula* (1), nous
nous sommes rendus maîtres de l'épigénèse pathologique d'une
façon complète et durable.

J'ai publié, il y a environ une dizaine d'années, mes premières
observations sur la marche progressive des tumeurs cellule à

(1) Archiv. VIII, S. 23.

cellule. Dans un mémoire sur la formation endogène des cellules dans le cancer (1), j'ai discuté, outre quelques points pathologiques, l'accroissement par division des éléments dans la croissance normale (2). Outre la division spontanée des espaces embryonnaires, je mentionnais encore la croissance du cartilage comme suite de la division des éléments précédemment existants, dans lesquels je distinguais un espace enveloppé d'une *capsule* (espace embryonnaire), et la cellule intérieure, contredisant ainsi les idées alors admises d'après lesquelles on considérait la capsule comme membrane cellulaire, et le produit tout entier comme cellule. « On voit manifestement sur un cartilage *qui s'accroît*, disais-je alors, comment des formations partant de la capsule de l'espace embryonnaire s'avancent entre les produits en forme de noyau, ou les cellules endogènes ; c'est ainsi que se produisent, dans le cours du développement endogène, les grands groupes des cavités cartilagineuses qui sont situées immédiatement à la limite de l'ossification et tombent perpendiculairement sur elle, qui produisent l'accroissement du cartilage et dont chacune sort d'un espace embryonnaire primitif unique (3). »

Ceci fut le point de départ de mes recherches postérieures. L'année suivante, je publiai mes observations sur l'accroissement colossal des noyaux et des cellules dans la tuberculose et dans le typhus (4), sur les transformations qui pouvaient se produire dans les tumeurs (5), et les premiers résultats que j'obtins dans mes recherches sur la nature celluleuse des corpuscules cartilagineux et osseux (6), auxquelles vint se joindre, l'année d'après, la démonstration de la structure du tissu conjonctif. En même temps, j'arrivais à établir l'existence d'un *tissu générateur* (tissu-germe) *général*, duquel procèdent la majeure partie des formations pathologiques. On peut consulter là-dessus mon *Traité de pathologie spéciale*, t. I, p. 333, où l'ex-

(1) Archiv. III, S. 197.
(2) S. 220.
(3) Voyez Archiv. XIII, S. 334.
(4) Würzb. Verh. 1850, Bd. I, S. 84.
(5) S. 134.
(6) S. 193.

position des autres documents historiques se trouve complète. On peut encore puiser des renseignements plus complets dans le vol. XI des *Archives*, p. 91. On y verra qu'à une époque antérieure, la division des noyaux et des cellules dans les tissus pathologiques, avait déjà été posée en loi générale par Günsburg et Breuer, ainsi que la non-existence d'une formation indépendante des cellules, par Remak. J'aurais pu ajouter que Martin Barry et John Goodsir avaient déjà enseigné précédemment le développement des éléments nouveaux *dans la sphère des anciens*. Je reconnais d'autant plus volontiers la priorité de ces auteurs, que je crois pouvoir dire que les faits pathologiques qu'ils communiquaient étaient, les uns trop environnés encore d'obscurité, et les autres, trop douteux, pour convaincre, et que toute l'affaire serait encore pendante à présent, si les nuages qui enveloppaient la composition du tissu conjonctif et de ses dérivés immédiats n'avaient été dissipés. Le beau travail de Goodsir (1) sur l'ulcération des cartilages articulaires, qui représente la découverte à peu près la plus importante faite dans cette période, donne l'impression d'une description plus abstraite que réellement établie sur les données de l'expérience, car il présente des lacunes dans la partie spécialement anatomique et morphologique. Aucun auteur avant moi n'a étudié les productions nouvelles pathologiques comme une grande série congénère, parallèle à celle des productions nouvelles embryonnaires ; l'une se rattache à l'inflammation, l'autre aux tumeurs, la troisième au pigment ou aux os. Nous savons maintenant que chacune de ces voies renferme nécessairement en elle certaines causes d'erreur, et qu'aucune ne peut être heureusement suivie, si l'on n'exerce en même temps un contrôle régulier à l'aide des données expérimentales de l'embryologie, de l'histologie usuelle et de l'histoire du développement des autres produits pathologiques.

Tout état (processus) *de formation doit être considéré comme un effet actif des éléments du tissu, et comme étant amené à se produire par l'irritation.* Cette loi conserve la même valeur, que nous ayons devant nous un produit inflammatoire, une

(1) Anatomical and pathological observations, p. 17. Edinburg, 1845.

tumeur ou même un tissu composé d'autres éléments. Dès que cet état se manifeste, qu'il soit causé par un accroissement dans le nombre des éléments du tissu ou par une production nouvelle de cellules, nous ne pouvons l'envisager que d'une seule manière. Le catarrhe celluleux simple, l'ulcère suppurant, la simple hyperplasie se rangent sur la même ligne que le cancer, le tubercule et le sarcome. Il ne résulte pas de là, naturellement, que nous les considérions comme identiques sous le rapport de leur étiologie, de leur valeur physiologique ou de leur structure anatomique ; mais le principe général de formation est identique pour tous. Ils ont tous le caractère actif, inflammatoire, et à propos de tous s'élève, par suite, de temps en temps cette question controversée : résultent-ils ou non de l'inflammation ? Car l'inflammation représente, pour beaucoup, l'expression spéciale de l'irritation, et, quand on dit que le tubercule, le cancer, le cancroïde dérivent d'une inflammation locale, on entend seulement par là que leur production est amenée par l'inflammation locale, et qu'ils sont développés par une néoplasie, ainsi que le plus grand nombre des produits inflammatoires.

Si l'on envisage les ressemblances des produits pathologiques avec les produits embryonnaires, on est naturellement amené *à considérer l'œuf comme l'analogue de la cellule mère pathologique, la fécondation comme l'analogue de l'irritation pathologique* (1). La découverte de la pénétration des animalcules dans l'œuf n'a point apporté de modifications essentielles dans l'état des choses, car on ne peut encore maintenant se fonder sur aucune raison pour considérer les animalcules spermatiques comme le point de départ morphologique direct du développement de portions de l'œuf déterminées. Si les animalcules, ainsi qu'il semble, se dissolvent dans l'intérieur de l'œuf, ils n'apportent ainsi dans l'intérieur des cellules rien autre chose que certaines substances chimiques, qui servent *d'excitants spécifiques*, puisqu'elles produisent un nouvel arrangement chimique et morphologique des atomes. Le *seminium morbi* que présente chaque contagium spécifique, nous offre les mêmes possibilités, même quand on ne peut démontrer la pénétration de corps

(1) Handb. der spec. Pathol. 1, S. 278.

visibles dans les cellules ; seulement, on doit prendre l'idée de contagion dans le sens général de la pathologie cellulaire, ainsi que je l'ai développé pour la première fois à l'occasion d'un enchondrome gélatineux récidivant (1). La contagion de tissu à tissu se fait d'après les mêmes lois que la contagion d'individu à individu. « Les principes infectants pénètrent dans les éléments du tissu, surtout, selon toute vraisemblance, en vertu d'affinités spécifiques des substances, et excitent en eux de nouveaux états de développement, qui dépendent complétement de la nature du germe (2).

Si nous continuons la comparaison entre les productions pathologiques et embryonnaires, nous voyons que les limites des formes que peuvent prendre les tissus nouvellement développés, sont déterminées une fois pour toutes par le plan typique de l'espèce. *Toute forme de monstruosité se trouve comprise entre les limites physiologiques de l'espèce.* Mais la direction particulière que suit le nouveau produit embryonnaire, se rapporte tantôt plus à la manière d'être maternelle, tantôt plus à la manière d'être paternelle ; tantôt l'excitation formatrice que produit le sperme amène la manifestation des propriétés transmises par la mère à l'œuf ; tantôt le sperme agit si énergiquement, que les propriétés du père se développent complétement, ou du moins d'une façon prépondérante. Ici nous devons admettre que le sperme sert tantôt plus comme excitant simple, tantôt plus comme excitant spécifique, ce qui a lieu, dans le dernier cas, s'il pénètre un plus grand nombre d'animalcules spermatiques, ou s'ils sont seuls susceptibles d'action.

Les choses se passent exactement de la même manière pour les nouveaux produits pathologiques. Presque pour chaque forme d'excitation grave, la production dans le tissu excité se fait dans une double direction. Au point où se produit l'excitation la plus grande, et qui est ordinairement le point médian de l'altération, se trouvent les produits hétéroplastiques qui s'écartent le plus de la forme normale, qui correspondent le plus à l'irritation spécifique ; au pourtour il se fait un dévelop-

(1) Archiv. V, S. 246.
(2) Gesammelte Abh., S. 53.

pement hyperplastique qui se rapproche plus, par ses propriétés, du tissu générateur, et auquel est attenant d'ordinaire et
extérieurement un simple gonflement hypertrophique. Il en est
ainsi, non-seulement dans la production du pus, mais aussi
dans le cancer, le cancroïde, le tubercule, le sarcome. Un cancer de l'estomac présente à son pourtour l'hyperplasie du tissu
conjonctif, de la tunique musculaire, des glandes ; un cancer
des os, celle de l'os. Mais l'excitation ne parcourt pas une certaine série de degrés seulement dans un seul et même groupe,
mais aussi dans des groupes différents situés les uns auprès
des autres. Si un cancer de l'estomac s'étend au péritoine, il ne
se développe pas seulement de nouvelles nodosités cancéreuses
dans l'épiploon, dans l'intestin, dans le mésentère, dans la
paroi abdominale, mais aussi des nodosités simplement fibreu-
ses, assez souvent encore un produit étendu et diffus formé par
du tissu conjonctif, et ayant une grande tendance à se rétrac-
ter ; ou même il se dépose une excrétion fibrineuse. On parle
d'une péritonite cancéreuse. S'agit-il alors d'une simple com-
plication de nature accidentelle ? Je veux laisser de côté la considération de la péritonite diffuse, puisqu'en ce qui la concerne,
je ne connais aucun fait convaincant qui puisse établir l'une
ou l'autre de ces possibilités, mais je crois qu'il existe, pour
la forme noueuse, fibroïde, les points d'appui les plus certains.
L'examen des nodosités *squirreuses* fait voir qu'une partie de
ces nodosités ne contient que du tissu conjonctif ; que dans
d'autres, le développement dans le tissu conjonctif, et partant
de ce tissu, d'éléments celluleux de forme hétéroplastique
commence d'abord par des groupes extrêmement petits, micro-
scopiques ; que, dans d'autres nodosités, ce développement devient plus abondant, et qu'enfin, dans un certain nombre
d'entre elles, on rencontre la structure cancéreuse la plus caractéristique. Peut-on, dans ce cas, admettre d'autre explication
que celle-ci : la même excitation a été produite sur toutes ces
parties, mais à des degrés divers d'intensité, et c'est seulement
d'après le degré d'intensité dans l'action du stimulus aux différents points, que se sont manifestées les différences dans le
produit qui en est résulté ?

L'histoire de l'irritation septique nous offre, en général, les
mêmes phénomènes, avec cette différence, toutefois, qu'au

centre du point où elle agit, la substance infectante détruit généralement tous les liens vitaux et engendre des métamorphoses septiques, la nécrose ou la gangrène. Mais, comme il se produit au pourtour des points nécrosés ou gangrenés de la suppuration et une production de tissu conjonctif, il peut aussi se produire simplement de la suppuration ou une production de tissu conjonctif, quand l'action exercée sur le centre possède une intensité plus faible. Les métastases des poumons, par exemple, sont extrèmement différentes dans des groupes situés tout près les uns des autres : tantôt on rencontre de la gangrène circonscrite, tantôt une infiltration purulente, tantôt de l'hépatisation fibrineuse, et cependant tous ces produits sont dus à la même cause.

Mais il ne faut pas oublier que dans l'œuf la fécondation n'a pas la puissance de causer la manifestation des états de développement que présentent les caractères de la mère ou du père, quand les excitations extérieures qui s'exercent sur l'œuf arrivent à un degré de violence trop considérable. Il y a une série de cas qui, malheureusement, ont été trop peu encore l'objet d'observations exactes, et dans lesquels le développement embryonnaire, dans le sens étroit du mot, a été prématurément arrêté ou entravé postérieurement par *l'irritation due à des états* (processus) *de formation anormaux dans les enveloppes de l'œuf, surtout dans le chorion*. J'ai déjà communiqué, il y a quelques mois, des cas de ce genre à la Société d'accouchement de Berlin (1). Depuis j'ai eu plusieurs fois l'occasion d'en observer de nouveaux qui présentaient des proportions plus considérables et dans lesquels il s'était produit une hyperplasie des villosités du chorion, qui alla même une fois jusqu'à former une tumeur de la grosseur du poing dans l'intérieur du placenta resté, malgré cela, à peu près normal, tandis que l'embryon proprement dit avait été entravé dans son développement. Quelquefois, quand cette hyperplasie se produit de très-bonne heure, le fœtus s'atrophie au point de disparaître presque complétement, et l'on rencontre une sorte de môle charnu qui ne présente qu'une cavité pleine d'un liquide enfermé dans l'intérieur d'une hyperplasie

(1) Monatsschr. f. Geburtsk., 1858. Hft. 3.

presque colossale du tissu des villosités, et qui comprend souvent tout le pourtour du chorion. Cette hyperplasie commence toujours par une hypertrophie et un bourgeonnement de la couche épithéliale des villosités que j'ai déjà décrits avec soin (1). A leur sujet, j'ai encore fait voir qu'ils s'accroissaient à la façon des végétaux, et que, puisqu'ils puisaient les matériaux de leur nutrition dans le sang de la mère, ils exerçaient une influence déterminante sur l'accroissement des couches des villosités situées derrière elle.

Il me faudrait poursuivre encore davantage, si je voulais entrer dans le détail de ces états. Il est seulement nécessaire, pour le sujet qui nous occupe à présent, de dire encore que cette hyperplasie des villosités apparaît la première quand le développement des vaisseaux ou des nerfs du fœtus ne se fait pas complétement, et que, dans ce cas, *on peut constater des phénomènes d'irritation évidents sur le tissu de la caduque provenant de la mère*. Dans le cas d'avortement, la caduque qui se détache (muqueuse utérine) est toujours extraordinairement épaisse, riche en liquides et en sang, présentant un aspect presque médullaire, et plus tard fibroïde, et est analogue à la muqueuse qui, dans certaines formes des états pseudo-menstruels (1), se trouve encore adhérente au corps de l'utérus. L'hyperplasie due à l'irritation de la muqueuse utérine présente aussi, selon toute vraisemblance, un certain rapport avec l'hyperplasie également due à l'irritation du chorion. Elle est la forme particulière de l'irritation directe de l'œuf, que nous devons rapprocher des irritations superficielles, mécaniques ou chimiques, des autres tissus, et qui sert d'exemple embryologique proprement dit pour toutes les formes des accroissements papillaires, villeux, mamelonnés, condylomateux et en forme de chou-fleur.

On doit encore, dans les nouveaux produits pathologiques des tissus de l'embryon développé ou du nouveau-né, distinguer *des irritations simples et spécifiques*, suivant que le nouveau produit qui se développe garde ou non le caractère du tissu générateur. Mais les recherches faites sur ce sujet n'ont

(1) Gesammelte Abh., S. 766. Wiener medic. Wochenschrift, 1856. n° 12.

pas été poursuivies si loin qu'on puisse tracer exactement la limite entre les deux. La formation d'un cancer suppose-t-elle toujours une cause spécifique ? Faut-il chercher la spécificité de cette cause dans la nature du stimulus ou dans les conditions (prédisposition) du tissu, ou, suivant les circonstances, dans les deux à la fois ? J'avoue que je tiens cette dernière opinion pour vraisemblable. L'explication de la pathologie humorale, si commode en soi, que tout cancer n'est que l'expression d'un trouble dans les liquides, la suite d'une dyscrasie, nous obligerait à admettre dans notre doctrine que dans chaque cas l'excitation locale du tissu où se produit la dégénérescence cancéreuse aurait lieu par l'admission, dans ce tissu, de substances spécifiques provenant du sang, par un *seminium morbi*, et que la première nodosité cancéreuse se comporterait de la même manière que les suivantes (secondaires et métastatiques)· Mais cela est complétement arbitraire, puisque nous n'avons ni points d'appui morphologiques, ni points d'appui chimiques, pour étayer la dyscrasie primitive. Il existe, au contraire, dans l'histoire des cancers multiples, des cas assez fréquents dans lesquels le développement des tumeurs se fait en même temps dans beaucoup de points sur un tissu largement répandu, par exemple dans les os, sans que d'autres tissus participent à cette dégénérescence. Dans ces cas, la prédisposition du tissu nous paraît devoir être l'objet d'une distinction essentielle. Il faut encore lui faire une part plus grande quand le développement des tumeurs primitives a lieu à la suite d'une influence mécanique ou chimique, fait que les partisans de la pathologie humorale doivent admettre, bien qu'ils aient coutume de le tourner en ridicule. Et cependant une théorie est incomplète, qui ne peut donner de raison à l'éruption locale ; l'explication de la pathologie humorale est même entièrement et complétement insuffisan'e, s'il n'est pas possible de trouver une cause qui explique *pourquoi* la dyscrasie se localise en un point ou en un autre. Pourquoi cette maladie, que l'on a appelée cancer épidermique et épithélial, le cancroïde, se développe-t-il avec une extrême fréquence aux points qui sont le plus exposés aux attaques mécaniques : aux orifices, aux replis de la peau, aux parties étroites des canaux ; et pourquoi les lèvres, les bords de la langue, les points où l'œsophage croise les bronches, le cardia

et le pylore, l'anus, l'orifice externe de l'utérus, les paupières
et les ailes du nez sont-elles son siége de prédilection? Pourquoi
le cancroïde reste-t-il limité pendant des années au lieu de sa
première éruption, s'il n'est pas primitivement un mal local?

Il doit encore pouvoir, avec la coopération d'excitants simplement mécaniques, et quand il existe une prédisposition particulière des parties, survenir des combinaisons de substances
déterminées, qui amènent ce même effet, qui, plus tard, sera
immédiatement produit dans une substance spécifique, et que
l'excitation spécifique peut transporter sur un autre tissu dans
un temps variable, mais plus rapide. Sans cela, comment
pourrait-il se faire que, ainsi que le démontre l'expérience, une
extirpation radicale et faite de bonne heure du point irrité dé-
livre du mal radical, tandis qu'une ablation tardive et incomplète est inutile ou même nuisible? Les *seminia morborum*
doivent avoir aussi dans les tissus naturels du corps le siége
de leur formation, comme le sperme dans l'épithélium des canalicules du testicule; et la prédisposition spéciale du tissu
doit causer le développement de *seminia* spéciaux, de même
que la prédisposition spéciale de l'épithélium du testicule amène
la formation du sperme. Car personne, de nos jours, ne vou-
drait considérer le sperme comme une simple excrétion du sang.

Mais, quelle que puisse être la forme de l'excitation, il reste
toujours bien établi par l'expérience, *que la marche des activités formatrices, envisagées dans leur ensemble, est la même;
que particulièrement tous les produits nouveaux présentent, à
leur début, la plus grande concordance morphologique, et que
ce n'est qu'au bout d'un certain temps qu'on peut les reconnaître
à la direction spéciale que suit leur développement.* De même
que l'embryon se développe de cellules formatrices originaire-
ment semblables, qui présentent peut-être de faibles différences
de grosseur, et à ce qu'il paraît, des différences dans la durée de leur développement; de même la première série des
modifications d'où doivent provenir, sous le rapport pathologique, le tissu conjonctif, le pus, le tubercule et le cancer, est
analogue pour tous ces produits, et nous ne pouvons tout d'a-
bord saisir ce que deviendra le jeune produit. Depuis qu'il est
hors de doute que le plus grand nombre des produits pathologiques ont leur point de départ dans le tissu conjonctif

4

ou dans un de ses équivalents, la concordance est encore devenue plus grande.

En outre, l'activité formatrice, comme l'activité nutritive, débute par un accroissement des éléments, tantôt plus, tantôt moins évident; mais elle s'en distingue par ce fait, *qu'il se manifeste très-rapidement une division des noyaux, produite ordinairement par une division des corpuscules du noyau.* Dans un article précédent, j'ai décrit ces états avec soin. Mais certaines différences apparaissent très-vite dans la formation, *car, dans quelques cas, la division des noyaux l'emporte et persiste, tandis que, dans d'autres, elle est immédiatement suivie d'une division des cellules.* Les premières formes présentent des produits qui offrent la plus grande analogie avec les premiers états de la formation dans l'œuf; les autres doivent être plutôt mis en parallèle avec les formes plus avancées des tissus fondamentaux.

J'ai fait voir un des développements les plus caractéristiques de la première sorte dans l'histoire spéciale du lipome (Cholesteatome de Muller), histoire à laquelle je renvoie (1). J'en ai décrit un autre dans la maladie française des bêtes à cornes (2).

Voici quelle était ma description : «L'examen microscopique ne fait reconnaître au début rien autre chose que les éléments d'un tissu conjonctif en voie de développement, dont les cellules se divisent et s'accroissent. Au bout de quelque temps, on aperçoit, soit des corpuscules du tissu conjonctif agrandis, soit des cellules à noyaux ronds, suivant la rapidité du developpement. Ces dernières sont grosses comme des corpuscules de pus ou de mucus; elles possèdent généralement un noyau arrondi, plus rarement deux ou plus, noyaux qui, en s'accroissant davantage, deviennent granuleux ; et il se développe des corpuscules dans ces noyaux. On distingue dans les cellules une membrane évidente et un contenu finement granuleux. Assez souvent la métamorphose graisseuse se produit et elles se désagrégent. De leur côté, les corpuscules du tissu conjonctif deviennent plus longs et plus larges, au point que leur longueur atteint jusqu'à 15 millimètres; leurs prolongements parvien-

(1) Archiv. VIII, S. 410. Tafel. IX.
(2) Würz. Verhandl., VII, S. 143.

nent encore à une longueur beaucoup plus considérable. Leurs
noyaux se développent de même, mesurant, par exemple, jusqu'à 9 millimètres; les corpuscules de leurs noyaux se divisent, puis ces noyaux. Quelquefois les cellules tout en-
tières se divisent postérieurement; toutefois, l'accroissement
des noyaux reste toujours prépondérant, à ce point qu'on
compte dans une même série quatre ou cinq grands noyaux
volumineux situés les uns derrière les autres. Alors les cellules
se gonflent; elles deviennent plus arrondies et s'accroissent tellement qu'elles atteignent à un diamètre de 7 à 14 millimètres. Elles ont, toute proportion gardée, beaucoup de ressemblance avec les grandes cellules à noyaux multiples de la
moelle des os qui commence à se développer. La surface de ce
produit est hérissée de dents, comme garnie de petites pointes;
plus tard, elle se polit, et quelquefois on réussit à reconnaître
autour de la sphère tout entière une bordure claire, les membranes enveloppantes soulevées. Immédiatement au-dessous
de ces enveloppes, les noyaux, munis de gros corpuscules, dont
le nombre peut atteindre de 50 à 60, forment une couche souvent continue, quelquefois seulement une zone, et dans les
sphères les plus grosses, on distingue autour des noyaux une
petite section ressemblant à des cellules dans un développement
membraneux. Au-dessous de ces enveloppes des noyaux et des
cellules, dans leur intérieur, se trouve une substance finement
granuleuse, d'un aspect gris clair, qui garnit la plus grande
partie des sphères et dans laquelle je n'ai pu distinguer rien
de plus. Quelquefois il se fait à une époque bien moins avancée
un dépôt de graisse finement granuleuse autour des noyaux,
et les éléments se désagrégent. Mais ordinairement le tout est
postérieurement enveloppé par les sels de chaux. »

Précédemment déjà je mentionnais (1) avoir rencontré dans
les ganglions lymphatiques de l'homme des éléments tout à
fait semblables. J'y vis de petites cellules étoilées présentant
des noyaux et dans ces noyaux des corpuscules. Ces cellules
correspondaient aux éléments du réseau intra-folliculaire; elles
s'accroissaient peu à peu, car les noyaux augmentaient de volume pendant que leur contenu devenait plus trouble, et leurs

(1) Würzb. Verhandl., VII, S. 228.

prolongements, plus longs et plus larges, jusqu'à ce qu'enfin elles devinssent des cellules tout à fait grosses, remplies d'un nombre infini de noyaux, ou paraissant extrêmement sombres, et ayant à peine quelque ressemblance avec celles qui n'en étaient encore qu'au début de leur développement.

Plus tard, je trouvai exactement les mêmes formes dans l'épiploon de l'homme, après une péritonite tuberculeuse, et je pus parfaitement me convaincre qu'elles tiraient leur origine de cellules graisseuses métamorphosées. Mais je les vis de la façon la plus évidente dans une grosse tumeur de la poitrine, que M. Carl Textor me remit en 1851, et dans laquelle on pouvait, en les suivant, les voir dériver du tissu conjonctif intermédiaire aux conduits galactophores. Nous rencontrâmes dans cette tumeur, comme dans la maladie française, des cellules rondes et des cellules plates allongées avec des noyaux, des corpuscules dans ces noyaux et un contenu granuleux. Les corpuscules des noyaux se divisaient, les noyaux s'étranglaient, se divisaient également, devenaient plus gros et s'écartaient les uns des autres. Les corpuscules de leurs noyaux se divisaient à leur tour, ainsi que les noyaux eux-mêmes; de grands prolongements partaient de leurs bords, tandis qu'à l'intérieur apparaissaient des noyaux toujours plus nombreux. Les prolongements devenaient plus larges, les noyaux se rapprochaient les uns des autres, et, enfin, ces produits devenaient extrêmement considérables, ayant l'apparence de produits ramifiés. On pouvait reconnaître des cellules évidentes et atteignant à une telle circonférence, qu'on eût pu les prendre tout-à-fait pour des lambeaux de glandes, surtout quand la division commençante des cellules devenait finalement visible. Mais alors même qu'on considérait certains de ces corps extrêmement volumineux, à ce point qu'ils mesuraient 0,006 de pouce, on constatait toujours leur nature celluleuse. Lorsqu'ils eurent séjourné plus longtemps dans l'eau, il se détacha du contenu granuleux et sombre une membrane résistante. Après l'emploi de l'acide acétique, cette membrane se montra encore plus résistante, et on put se convaincre sur quelques-uns de ces corps que les prolongements, à leur début, étaient des développements solides de la membrane, dans lesquels s'avançaient peu àpeu la masse du contenu, et, enfin, les noyaux; de telle sorte, cependant, que c'était précisément en ce point que la membrane se détachait le plus facilement de son contenu. En tout cas, c'étaient des cellules aussi bien que les cellules plates de la moelle des os qui se remplissent de nombreux noyaux, et que Robin, le premier, a fait connaître, cellules qui se rencontrent si souvent dans l'épulie et dans d'autres tumeurs que l'on désigne ordinairement sous le nom de tumeurs myéloïdes, nom qui leur a été imposé en Angleterre par Paget.

Mais ce n'est pas seulement sur les diverses substances conjonctives qu'on peut suivre une formation de noyaux aussi excessive. On la rencontre aussi dans les cellules épithéliales simples, dans les fibres nerveuses et musculaires, dans les capillaires, etc. Je l'ai déjà figurée telle que je l'ai rencontrée dans l'épithélium des veines (1), et j'ai surtout mentionné (2) sa présence fréquente dans les sinus du placenta. Voici comment elle s'est présentée à moi dans les capillaires et dans les muscles situés au pourtour d'une tumeur cancéreuse considérable qui s'était développée dans les muscles du creux poplité et du mollet. La tumeur elle-même renfermait de nombreuses cellules arrondies et anguleuses avec un noyau simple ou multiple, présentant assez souvent la dégénérescence graisseuse. A la cuisse, où n'existait aucune tumeur, mais où une forte hyperémie, en partie hémorragique, présentait le début d'un état morbide plus avancé, on trouva dans les muscles et dans les vaisseaux capillaires la plus belle série de transformations, depuis les divisions des corpuscules des noyaux, et de ces noyaux, jusqu'à leur réunion en grands groupes. Böttcher a brièvement exposé une série plus considérable d'observations analogues faites sur les muscles (3).

A l'opposite de ces formations, dans lesquelles la division des noyaux représente le phénomène le plus important et dans lesquelles la séparation effective du contenu des cellules n'a lieu que beaucoup plus tard ou même n'a pas lieu, se trouve la série plus commune des divisions propres de la cellule, dont nous rencontrons le plus bel exemple dans l'ac-

(1) Archiv., II, S. 596. Taf. I, fig. 9.
(2) Archiv. III, S. 450.
(3) Archiv. XIII, S. 237.

croissement des cartilages dans la direction des épiphyses. Voici un aperçu de cet état à une période d'accroissement moins avancée. Si l'on suit, à partir de l'épiphyse, le cartilage qui se développe, on voit, principalement en dehors, là où le cartilage diaphysaire proprement dit rencontre la diaphyse, une couche horizontale de cellules simples, allongées et aplaties. Elles se divisent très-rapidement; les éléments divisés se séparent de nouveau, et on rencontre extrêmement vite des groupes plus considérables composés de 20, 30 cellules, et même davantage, dont chacune résulte, grâce à des divisions successives, d'une seule cellule cartilagineuse primitive. Pendant que la masse du cartilage s'allonge, s'accroît, les groupes de cellules deviennent toujours de plus en plus considérables, non-seulement par les nouvelles divisions qui s'effectuent, mais encore par l'accroissement de chaque cellule. La masse de la substance intermédiaire qui les sépare devient plus épaisse en même temps que cette substance s'accroît en longueur, et enfin les cellules forment un tissu presque végétal, ayant la forme alvéolaire, dans lequel on ne distingue que confusément les anciennes limites des territoires. On ne peut reconnaître directement aucune influence particulière exercée par les vaisseaux sur l'intensité de cet accroissement. La seule circonstance caractéristique par laquelle se manifeste leur présence, mais qui n'est pas toujours constante, est celle-ci : les cellules se rangent autour des vaisseaux suivant certaines directions, quelquefois suivant des directions radiaires. J'ai déjà décrit ailleurs et avec soin cet arrangement des cellules (1).

Ceci est l'*accroissement végétatif proprement dit*. Car c'est ainsi certainement que s'accroît chaque arbre, chaque branche, chaque feuille. Telle est la forme régulière de l'activité formatrice. Mais, demandera-t-on, cette activité est-elle produite par une excitation? J'accorde volontiers qu'il est difficile de définir les stimulants qui produisent ordinairement l'accroissement, bien que je ne mette pas en doute leur existence. Mais c'est un fait qui mérite certainement d'être pris en considération, que les stimulants plus grossiers, mécaniques et chimiques, amènent dans le cartilage la même forme d'accroisse-

1) Entw. d. Schœdelgründes. S. 28.

ment, et non pas seulement sur le côté tourné vers l'os, mais aussi et d'une façon très-manifeste sur celui qui correspond à l'articulation. Et ce ne sont pas seulement les cartilages articulaires qui présentent cette série de phénomènes, mais aussi et bien plus évidemment les cartilages renfermés dans l'inté - rieur d'autres tissus auxquels ils servent de points d'appui. Il y a dans la bronchite chronique une hyperplasie (accroisse- ment) générale ; dans l'ulcération tuberculeuse des bronches, une hyperplasie partielle ; dans la pleurésie chronique, une hyperplasie périphérique, souvent avec ossification consécutive des cartilages costaux; et là encore les cellules s'accroissent et se divisent à ce point qu'il se produit de grands groupes, arrondis ou allongés comme sur les bords de l'ossification des cartilages diaphysaires.

Nulle part ces formes de l'accroissement dû à l'irritation ne sont aussi évidentes et aussi caractéristiques que dans la cor- née. Après que ma démonstration des corpuscules de la cornée eut rappelé au souvenir des historiens de l'histologie la décou- verte presque oubliée de ces corpuscules, par Toynbee, deux de mes élèves d'alors, MM. F. Strube et W. His, tentèrent de poursuivre cette étude. On est parfaitement autorisé à dire que maintenant les états d'irritation d'aucun tissu ne sont mieux connus que ceux de la cornée, grâce surtout au dernier travail de His. Déjà Strube (1) avait fait voir qu'après l'excitation de la cornée par les moyens caustiques ou traumatiques, qu'on les applique au bord ou au centre, les cellules s'accroissent et deviennent opaques, et qu'en même temps les noyaux deviennent plus considérables et se divisent. His exposa dans son œuvre devenue classique (2) toute la série des développements possi- bles, car il y joint en même temps les expériences les plus im- portantes sur la durée de leur parcours. Aussi puis-je me bor- ner à indiquer ces travaux et mes propres observations (3), pour passer à l'exposition d'un cas extrêmement caractéristique.

(1) Der normale Bau der Cornea und die pathologischen Abwei- chungen in demselben. Inaug. Abh Würzburg 1851. S. 22.

(2) Beitrüge zur normalen und pathologischen Histologie der Cor- nea. Basel 1856.

(3) Archiv. IV. S. 285. Wiener Wochenschrift 1858. n° 14.

M. de Graefe eut la bonté de me donner, il y a quelque temps, la cornée d'un homme qui était mort peu de jours après une extraction de cataracte. La cornée avait été divisée de telle sorte par l'incision, que d'un côté il s'était formé un rebord très-épais, et de l'autre un très-grand lambeau. Le premier se trouvait naturellement, eu égard à ses conditions de nutrition, dans les circonstances les plus favorables; le second dans les circonstances les plus favorables. En effet, les vaisseaux n'empiétaient visiblement que très-peu sur le bord de la cornée, de sorte que, si l'on admet que les liquides nutritifs se répandent peu à peu par la pression de la périphérie vers le centre, le grand lambeau était presque entièrement séparé des sources de sa nutrition et en était réduit à la très-insuffisante transmission de liquides qui lui était faite par le centre. Il se trouvait exactement dans le même cas que la tête du fémur, dont la nutrition, dans les fractures intra-capsulaires, ne s'accomplit que par la faible circulation qui se fait à travers le ligament rond. Malgré les circonstances que nous avons indiquées les états actifs d'excitation s'observaient sur les bords de l'incision des deux côtés, et non pas seulement là où se trouvaient des vaisseaux; mais ils étaient plus intenses dans la portion marginale.

Ces états étaient de deux sortes. Si l'on examinait le tissu de la cornée à partir du bord sclérotical, on voyait, à mesure qu'on avançait vers l'incision faite pour l'extraction, les corpuscules de la cornée devenir de plus en plus gros. Mais en arrière (en dedans), ce grossissement se rencontrait plus tôt et était plus graduel; en avant (en dehors) il s'était produit d'une façon presque complétement aiguë, de telle sorte qu'une ligne épaisse et opaque indiquait dans la profondeur la limite de l'irritation. Dans le premier cas, l'irritation nutritive était prépondérante; dans le second, l'irritation formatrice, de telle façon cependant que toutes deux, en un certain point, se confondaient l'une dans l'autre d'une façon insaisissable. Là où l'accroissement était plus considérable, on voyait les corpuscules simples de la cornée qui, selon la direction de l'incision, avaient une apparence tantôt plus fusiforme, tantôt anguleuse ou étoilée, s'allonger et s'élargir dans la zone où l'irritation nutritive était prépondérante, et former une masse colossale de forme toujours dentelée ou fusiforme; en même temps leur contenu de-

venait, par l'admission de substances granulées, complétement
opaque et obscur. Il est vraisemblable qu'au bout de peu de
temps, la désagrégation due à la dégénérescence, la kératoma-
lacie, se serait produite en ces points. Au contraire, dans la
zone où l'emportait l'irritation formatrice, la division des cellules survenait lorsqu'elles avaient atteint un accroissement mé-
diocre; alors, ou bien on rencontrait de longues séries de cellules arrondies à noyau unique, ou bien on voyait les noyaux se
diviser aussi et les éléments prendre le caractère puriforme. Une
suppuration et une régénération se préparaient en ces points. —
Sur le grand lambeau de la cornée, ces dernières modifications
manquaient presque entièrement; la turgescence nutritive s'y
trouvait prépondérante, et elle y était tellement développée,
qu'on devait certainement la prendre pour une exsudation aiguë
dans la cornée. Mais, précisément en ce lieu, il n'existait aucune
relation avec les vaisseaux qui auraient pu fournir l'exsudat,
car les parties les plus modifiées étaient précisément celles qui
se trouvaient à la plus grande distance possible des vaisseaux.

Je pourrais facilement citer un grand nombre d'exemples
analogues, mais je préfère passer à un autre point que j'ai également abordé antérieurement (1) : la membrane interne du
cœur et des gros vaisseaux. Après avoir rendu évidente l'iden-
tité des états des artères appelés athéromateux avec l'endocar-
dite, je les rattachai tous deux à un accroissement actif, hyperplastique, des parois internes qui sont essentiellement privées
de vaisseaux et j'essayai de faire voir qu'ils étaient produits
par une excitation mécanique due au développement excessif
des tissus. Cette relation se manifeste de la façon la plus caractéristique sur les cordes tendineuses de la valvule mitrale. qu'on
peut parfaitement examiner en les découvrant et sans autre pré-
paration. J'ai décrit leur manière d'être (2) de la façon suivante : « Sur les cordes les plus petites on reconnaît d'une
façon très-évidente que, abstraction faite de l'épithélium, elles
consistent en trois couches différentes, exactement comme l'endocarde. Extérieurement on aperçoit une couche très-épaisse,
complétement homogène, surtout après addition d'acide acétique,
et dans laquelle on découvre avec peine des petits éléménts

(1) Gesammelte Abh. S. 496-513.
(2) S. 513.

allongés, renfermant un noyau, parallèles à la superficie et dirigés dans un sens correspondant à la direction des cordes. Immédiatement au-dessous se trouve cette couche compacte d'éléments élastiques très-fins, qui caractérise également l'endocarde; elle forme une couche extrêmement dense, composée de fibres parallèles dirigées longitudinalement sur une couche d'une grande minceur, dans laquelle· se rencontrent, plus espacées, des fibres transversales qui l'enlacent, de sorte qu'il en résulte quelquefois le developpement d'un feutrage plus compact. Au-dessous se trouve alors le noyau fondamental proprement dit de la corde, qui forme la plus grande quantité de sa masse. Il consiste en un tissu conjonctif qui souvent renferme du mucus et qui contient de très-belles et fines cellules fusiformes munies de noyaux allongés, situées à des distances régulières et rangées en longues séries dont la direction correspond à celle de la corde. » Nous retrouvons ici les mêmes rapports que ceux que nous rencontrons dans la peau et que ceux que j'ai dépeints et représentés avec plus d'exactitude pour les bandelettes de la couche onguéale (1). » Je n'ai jamais pu vérifier l'existence des vaisseaux signalés par Luschka dans l'intérieur des cordes tendineuses de la valvule mitrale. Dans les états pathologiques on voit toujours l'épaisse couche extérieure se condenser et se remplir de tumeurs arrondies ou allongées, dont on rencontre souvent un grand nombre sur le trajet de la même corde et qui sont situées non-seulement au-dessus, mais aussi à côté les uns des autres. Ces tumeurs extérieures sont d'ordinaire visiblement attenantes au noyau fondamental de la corde, car, à leur base, les fibrilles élastiques s'écartent un peu les unes des autres. Le gonflement lui-même consiste au début en une masse fondamentale assez claire, homogène, transparente, dans laquelle un si grand nombre de cellules sont plongées, qu'à première vue il pourrait sembler qu'il s'agit d'une accumulation épithéliale en voie de développement. Mais en examinant avec plus d'attention on voit, passant au-dessus de la masse totale, la couche que limite le tissu inter-cellulaire et on reconnaît facilement, entre les cellules isolées, à gros noyaux, arrondies à leur surface ayant latéralement la forme de lentille, l'existence

(3) Würz. Verh. V. S. 83.

d'une substance intermédiaire. Ce sont ordinairement ces gonflements qui, plus tard, subissent les métamorphoses semi-cartilagineuses, graisseuses ou osseuses.

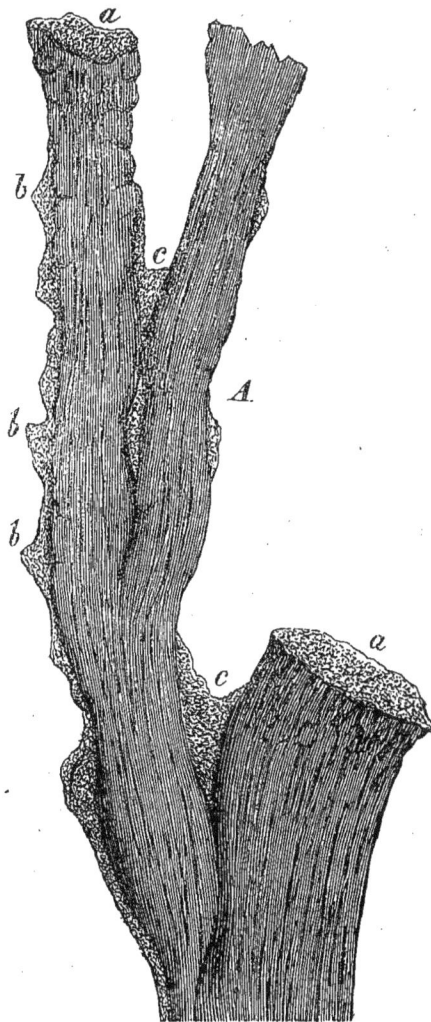

La figure 3 représente, à un grossissement de 150, ces végétations des cordes tendineuses à leur première période, chez un individu de 15 ans, mort de la fièvre typhoïde.

On voit sur un côté un rebord qui va en serpentant, et présente çà et là (*b, b, b*) des élévations mamelonnées, et qui forme pour ainsi dire une enveloppe à la corde. Cette masse, en *c, c*, établit une union entre les branches de la corde, et l'on pourrait très-facilement en arriver à se demander s'il s'agit ici d'un dépôt d'exsudat ou d'une masse formée par un thrombus. Mais un examen plus approfondi fait voir au début une masse organisée, granuleuse, qui sort comme un petit bourgeon, à la façon des bourgeons des plantes, du tissu fondamental de la corde tendineuse. A un grossissement de 300, toute l'excroissance se résout en un tissu mou, muqueux, intimement mélangé d'éléments celluleux. Sur le bord de la valvule mitrale elle-même, et mieux encore, sur ceux des valvules de l'aorte, on peut voir se développer ces excroissances sous forme de longs appendices villeux et arborisés, que Rokitansky et Lambl ont également décrits. Mais, sur les cordes tendineuses même, cet état est doublement caractéristique, car, étant situé loin de tous vaisseaux et nerfs, il produit, en partie des granulations mamelonnées, en partie des fusions actives (adhésion, synéchies).

Ce qui rend la connaissance de ces états actifs dans les tissus privés de vaisseaux assez importante, c'est que, *sur tous les points essentiels, ils concordent avec ces résultats d'activité formatrice que l'on a coutume de considérer, dans les parties qui contiennent des vaisseaux et des nerfs, comme les meilleurs exemples de l'irritation; et cette concordance est manifeste, surtout avec la suppuration et la granulation.* Car aucun de ces produits ne relève directement de l'exsudat; tous deux sont des produits immédiats de l'accroissement de certains tissus générateurs. Lorsque, pour la première fois, je fis du pus des muqueuses l'objet de mes recherches (1), mes idées étaient encore dominées par la théorie du blastème; cependant, j'arrivai à ce résultat, qu'on trouvait dans tous les cas de catarrhe une formation rapide de cellules sur la surface de la muqueuse, qu'on pourrait, si l'on voulait, considérer toutes comme des cellules épithéliales d'âge différent : les corpuscules du mucus, comme des cellules assez bien développées; les corpuscules du pus,

(1) Archiv. S. 250.

comme des cellules tout à fait jeunes. Ici la façon dont je for-
mulai mes conclusions est fausse seule. Sur chaque surface re-
vêtue d'épiderme ou d'épithélium à cellules aplaties, c'est l'accroissement de l'épithélium lui-même qui produit le pus. On
peut s'en convaincre très-facilement en examinant la formation des pustules sur le tégument externe, où les couches
supérieures du réseau de Malpighi représentent l'organe pyogénique. Sur les muqueuses revêtues d'épithélium à cils vibratiles, le pus paraît toujours provenir des glandes ou d'ulcérations réelles.

J'ai déjà publié dans ces *Archives* (1) mes premières observations sur le pus dû aux ulcérations. Après avoir mentionné
au pourtour des parties enflammées, par exemple, de la peau,
la métamorphose graisseuse qui se produisait dans les corpuscules du tissu conjonctif, et l'accroissement de leurs noyaux, je
continuais en ces termes : « En général, ceci paraît être la
règle : lorsqu'il y a, dans la masse inflammatoire, augmentation
dans le développement endogène, il y a rétrocession dans la
métamorphose graisseuse. Peut-être peut-on établir cette distinction, que la métamorphose graisseuse appartient plus aux
formes chroniques, et le développement endogène davantage
aux formes d'une acuité modérée. Dans ce dernier cas, l'accumulation des nouveaux éléments au lieu qu'occupaient les
fibres élastiques antérieures, atteint assez souvent à un tel degré d'extension, que les points attaqués peuvent être reconnus
à l'œil nu. On voit alors sur les surfaces qui sont ordinairement
fortement rougies, de petits points gris ou blanchâtres ; toute
la surface a un aspect irrégulièrement tacheté, et on peut croire
avoir devant les yeux la forme ordinaire de l'inflammation
tuberculeuse. Là encore, il se forme des groupes semblables
d'éléments endogènes en voie de développement, comme dans
les dégénérescences des cartilages. Ces groupes font éruption à
la surface d'une façon analogue ; ils répandent leur contenu au
dehors et produisent ainsi une forme tout à fait spéciale d'ulcération, qui se rencontre fréquemment sur le tégument externe
et sur les membranes synoviales. Ces produits, que l'on a coutume de considérer comme du pus, en y attachant le sens d'un

(1) Bd IV. S. 312.

exsudat pur, proviennent de l'expansion de ces masses au dehors ; et ainsi toutes les *excrétions* qui se font à la surface des ulcérations ne dérivent pas des vaisseaux; certaines doivent en réalité être rapportées au tissu. » L'examen des ulcérations du larynx a conduit Rheiner (1) au même résultat.

Plus tard, je me suis convaincu que la formation du pus dans l'intérieur des organes devait, en général, être rapportée à un developpement du tissu conjonctif (2). Ce qui le fait penser, c'est qu'il se forme, par la division progressive des corpuscules du tissu conjonctif un nombre toujours plus considérable de cellules rondes, d'abord à un seul noyau, puis à plusieurs, qui, primitivement, sont séparées, sous forme de séries ou de masses, par une substance solide intermédiaire. Plus tard la substance intermédiaire devient plus molle, plus humectée, plus riche en liquide, muqueuse, et alors se forme le *tissu de granulation*, une formation particulière, *dont le parenchyme physiologique est le tissu médullaire des os.* Ce dernier naît du cartilage, de l'os et du périoste par la même voie de prolifération progressive (3), que le tissu de granulation, avec lequel il présente les liaisons les plus intimes, et concorde tellement, que la granulation osseuse ne peut guère être distinguée de la formation simple de l'espace médullaire, autrement que par sa déviation de la loi typique (hétérotopie et hétérométrie). Il se développe, à la superficie de l'enveloppe des os, des interstices médullaires qui se remplissent de moelle, dépassent les limites de l'os et sont des granulations. C'est avec raison que M. Busch (4) a avancé que ces granulations peuvent se développer à la superficie des os qui sont entièrement et complétement dénudés de leur périoste. John Hunter avait déjà fait ces mêmes expériences (5), et si exactement qu'il décrit le premier jour après l'ablation du périoste une couche d'un blanc bleuâtre, située sur l'os, contenant des vaisseaux

(1) Archiv. V. S. 561.
(2) Archiv. VIII. S. 415.
(3) Archiv. V. S. 427, 446. XIII. S. 334.
(4) Chirurgische Beobachtungen. Berlin 1854. S. 259.
(5) Treatise on the blood inflammation, etc. London, 1812. Vol. II, p. 345.

dès le second jour, *et ayant l'aspect de granulations saines.*
Busch parle, comme Hunter, d'un exsudat par lequel doit commencer cet état. Ceci n'est pas juste; l'état commence bien plus tôt par une transformation du tissu, qui d'abord est constitué par une sorte de fonte, et immédiatement ensuite par une prolifération.

Le tissu de granulation contient, ainsi que je l'ai déjà avancé il y a longtemps pour la moelle normale des os (3), des cellules rondes, très-souvent munies de plusieurs noyaux, qui sont de la nature des corpuscules du pus. Ces cellules sont réunies les unes aux autres par une substance fondamentale molle et muqueuse, qui renferme aussi des vaisseaux. Pour que le pus provienne du tissu de granulation, il n'est nullement nécessaire que la substance fondamentale devienne plus molle et se liquéfie. Le pus se trouve immédiatement préparé, et si les vaisseaux des granulations fournissent une transsudation séreuse, la *sécrétion* du pus la précède, ainsi que celle du germe reproducteur, en tant que dissolution réelle du tissu proliférant, en tant qu'activité formatrice spéciale. Seulement on ne doit pas limiter le nom de tissu de granulation à l'élévation réellement granuleuse, mamelonnée ou papillaire du fond de l'ulcération. La granulation peut, sans ulcération aucune, procéder directement d'une métamorphose des couches superficielles des tissus, ainsi que cela a lieu pour les os, ainsi que le démontrent le trachoma, la portion du vagin où se produisent des granulations, et certains exanthèmes humides du tégument externe. Mais assez souvent le tissu de granulation représente une formation tout à fait diffuse qui se sépare alors peu à peu des autres tissus.

On ne voit jamais mieux cette sorte de formation que lorsqu'on passe un séton à travers une peau saine. Ceci est une expérience que je répète depuis des années sur les lapins. Si l'on attend assez longtemps, il se forme autour du séton un trajet fistuleux, revêtu d'une couche de granulations (membrane pyogénique de Lobstein). Au bout de deux ou trois jours, on trouve déjà une couche diffuse, non encore limitée, de tissu conjonctif en voie de granulation dans lequel on peut suivre sur une seule

(1) Archiv. I. S. 122.

couche toutes les transitions des cellules ordinaires à formes étoilées, aux formes rondes et purulentes. Naturellement on rencontre parfois des cas heureux. La suppuration prend-elle un caractère plus sanieux, la couche du tissu qui entoure immédiatement le fil du séton se réduit ordinairement en un détritus pulpeux. Cette couche n'arrive pas en général à la suppuration; alors elle épaissit, et forme directement le tissu persistant qui forme enveloppe. J'ai toujours vu les plus belles formations du pus dans le tissu conjonctif lâche qui se trouve au-dessous de la couche musculaire superficielle du dos des lapins, et qui est déjà, de sa nature, très-riche en éléments tout formés de forme étoilée. Dans la figure 4, j'ai représenté la surface

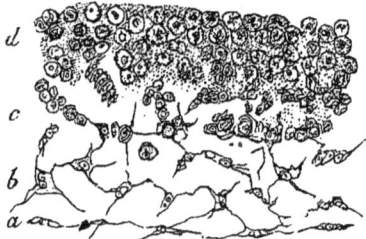

Fig. 4.

d'une petite incision faite dans un tissu qui se trouvait dans le voisinage immédiat d'un gros fil de soie que j'avais fait passer au-dessous de la peau dans une longueur de trois pouces, et que j'avais laissé près de quatre jours en cet endroit. On y voit les éléments du tissu (*a*) s'accroître très-rapidement, et leurs noyaux (*b*) se diviser très-vite; bientôt se produit la division des cellules elles-mêmes, et alors, dans le commencement, les jeunes groupes de cellules conservent l'arrangement en forme de réseau des anciennes cellules génératrices, et la substance intermédiaire persiste (*c*). Pendant cette séparation, les éléments deviennent ronds et petits; mais ensuite ils se développent; la substance intermédiaire disparaît; la couche à forme étoilée diminue; les noyaux se divisent et les globules du pus sont préparés (*d*).

C'est ainsi que se comporte partout l'état de granulation. Toute ulcération, tout abcès, toute infiltration purulente se forme de cette façon. Partout c'est le tissu qui produit lui-même les jeunes éléments ; aussi ces éléments paraissent-ils les produits (*proles*) réels des anciennes cellules, et l'expression de *prolifération* trouve-t-elle ici toute sa signification. Ce produit s'établit naturellement à la place qu'occupait l'ancien tissu ; il se substitue à lui, non pas, ainsi qu'on l'admettait précédemment, de telle sorte que l'ancien tissu soit résorbé, et le nouveau déposé à la place laissée vide par le premier; mais directement, par une *métamorphose du tissu*. Et c'est la vraie raison qui fait que cette forme de prolifération prend si facilement le caractère de la dégénérescence; chaque fois que le produit atteint à un développement très-rapide, la possibilité d'une formation hétéroplastique existe.

Et ce n'est pas seulement la suppuration qui tombe sous la puissance de l'hétéroplasie, mais la série tout entière des tumeurs qui ne sont pas hyperplastiques (1). Pour presque toutes ces formations, le tissu-générateur (matrix) est le tissu conjonctif ou un de ses équivalents. La prolifération commence partout par cet état de granulation, dans lequel on peut encore distinguer une première période, la séparation des noyaux (*nucleatio*), et une seconde, la séparation des cellules (*cellulatio*). Ensuite les caractères qui différencient les divers tissus amènent des formations spécifiques qui peuvent fournir, dans la pratique, des points d'appui certains au diagnostic. Car dans l'état primitif de granulation (dans le sens histologique) qui engendre les cellules de l'état de formation, le pus, le tubercule, le cancer et le sarcome sont parfaitement semblables.

Il y a déjà longtemps que j'ai aussi constaté, pour ces dernières formations, qu'elles dérivaient du tissu conjonctif. Dans mon travail sur une forme kystoïde d'enchondrome, j'expliquais déjà que les expériences, que je consignais alors, « pouvaient aussi être valables pour une série nombreuse d'autres tumeurs et formes de tuméfaction, particulièrement pour les formes cancéreuses, sarcomateuses et tuberculeuses, et que ces produits, si hétérologues qu'ils pussent paraître, provenaient évidemment, dans beaucoup de cas, d'une prolifération due au développement de tissus normaux et surtout des corpuscules du

(1) Handb. der spec. Path. 1. S. 533.

tissu conjonctif (1). » Je n'ai malheureusement pas trouvé le
temps d'établir plus complétement ces rapports. Cependant d'autres auteurs, ainsi Rheiner, Pohl, Hiss, Förster, C. O. Weber, Wagner, Friedreich, Böttcher, les ont confirmés par de nombreuses preuves de détail, et je puis bien avancer que de tous ceux qui se sont occupés sérieusement de ce sujet et qui ont fait des recherches réelles, la majeure partie s'est rangée de mon côté. Toutefois, il reste encore quelques points qui présentent des difficultés, ainsi celui du développement endogène proprement dit, qui offre de nombreuses analogies avec les états qui se présentent chez les animaux invertébrés les plus inférieurs. Mais ces difficultés ne portent point atteinte à cette loi : *Toute forme des états de formation doit être considérée comme un phénomène actif, comme une activité des éléments vivants.*

Les produits nouveaux pathologiques de l'animal se comportent de la même façon que ceux du végétal. Un stimulus morbide peut partout dégager une activité de formation. La piqûre d'un insecte, la section d'une branche, le frottement continuel du tronc suffit, pour les plantes, à établir au point lésé une irritation dont le résultat immédiat est le développement d'un produit nouveau, provenant d'éléments déjà formés, et progressant par la prolifération de ces éléments. Il en est de même pour les animaux et pour l'homme. Les stimulants spécifiques développent des produits spécifiques ou tout au moins peuvent les développer. Partout on est obligé de reconnaître l'irritation comme la base de l'activité. Et ainsi nous voilà revenus, comme conclusion, à ces lois par lesquelles nous avons débuté : *L'irritation suppose l'irritabilité; et l'irritabilité, envisagée dans ses trois directions capitales, les directions fonctionnelle, nutritive et formatrice, doit être considérée comme une propriété générale et comme un critérium de tous les êtres vivants et de toutes les parties vivantes.*

(1) Archiv. V, S. 239.

FIN.

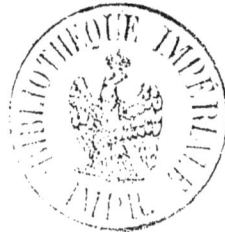

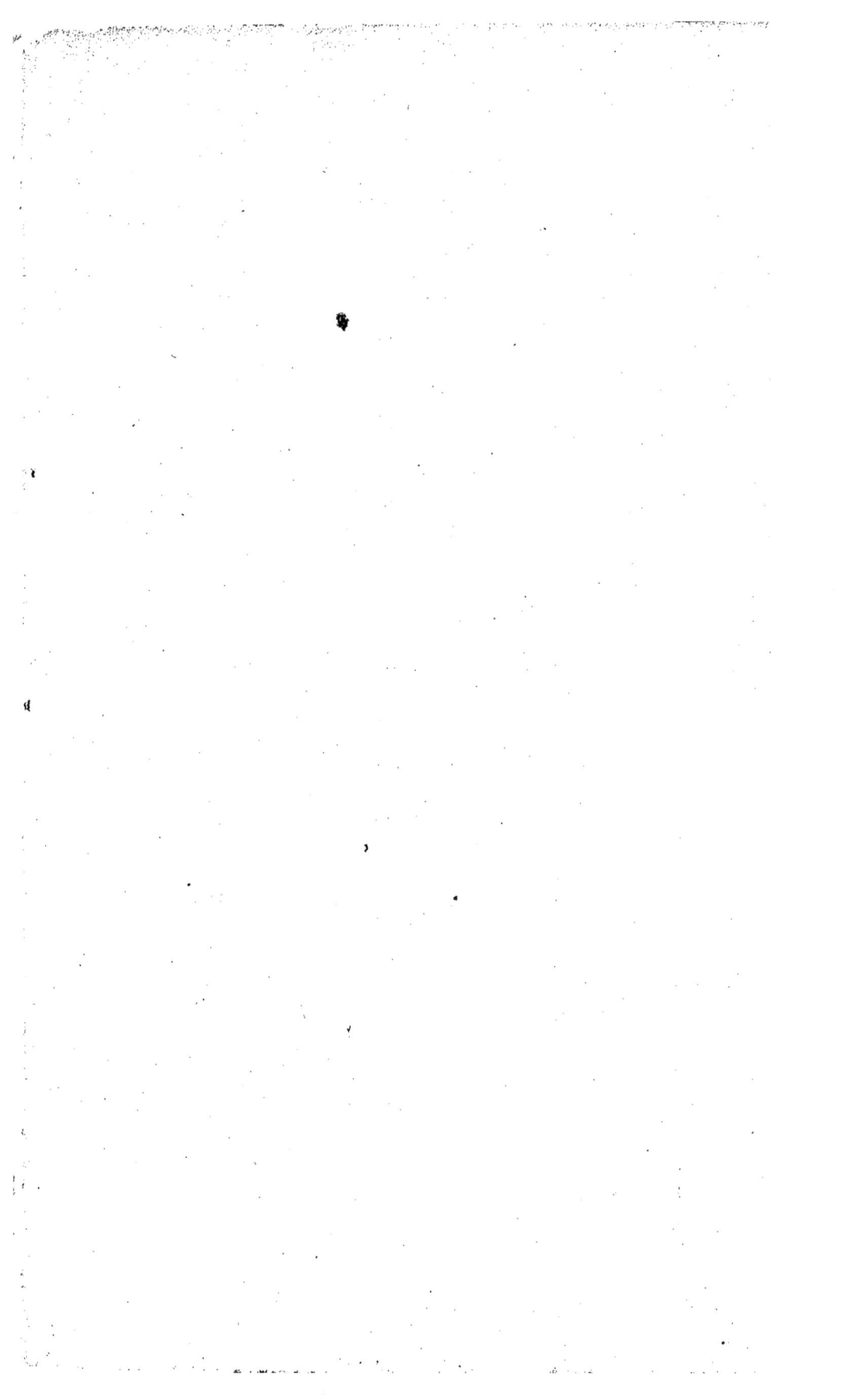

Paris. — Imprimerie BAILLY, DIVRY et Cᵉ, place Sorbonne, 2.

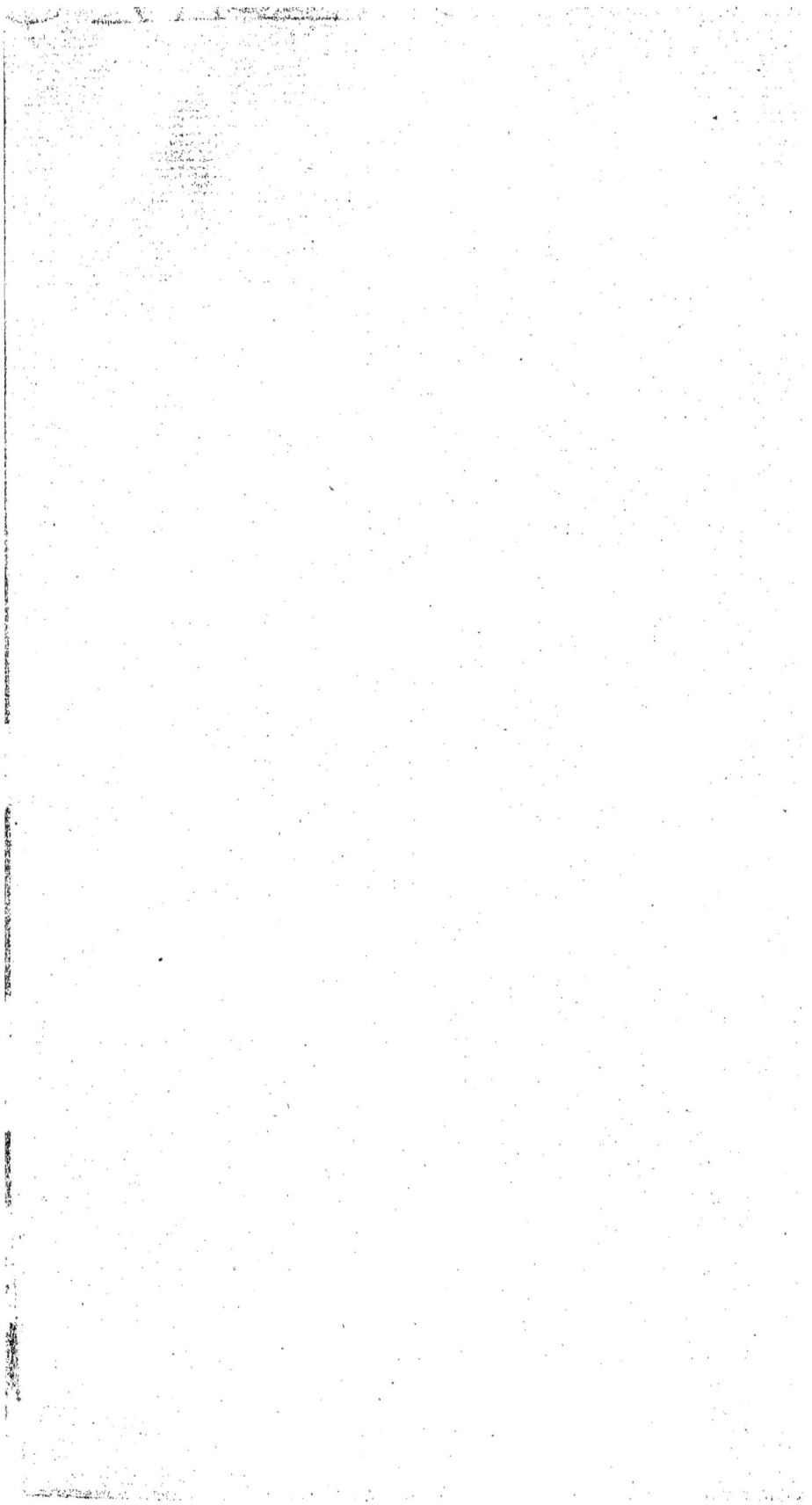

www.ingramcontent.com/pod-product-compliance
Lightning Source LLC
Chambersburg PA
CBHW071305200326
41521CB00009B/1911